自力で糖尿病&
高血圧を撃退!

やせる無限キャベツ健康レシピ

東京医科歯科大学名誉教授
藤田紘一郎

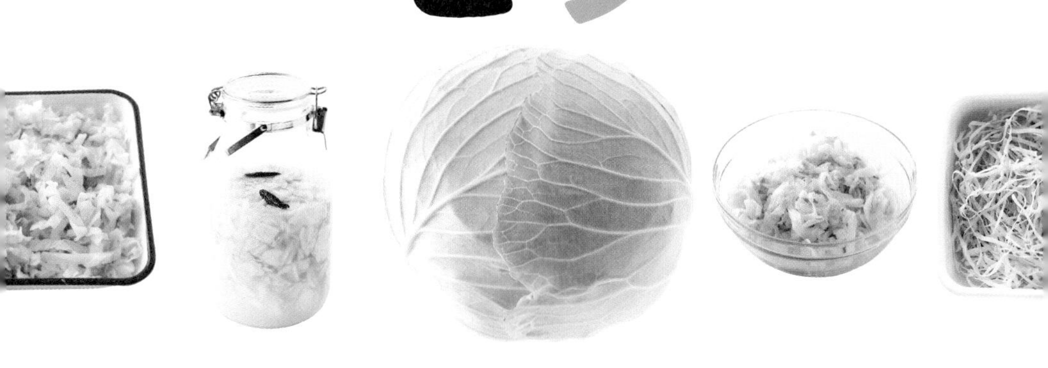

宝島社

糖尿病も高血圧も肥満も
キャベツを
食べるだけで
みるみる改善されます

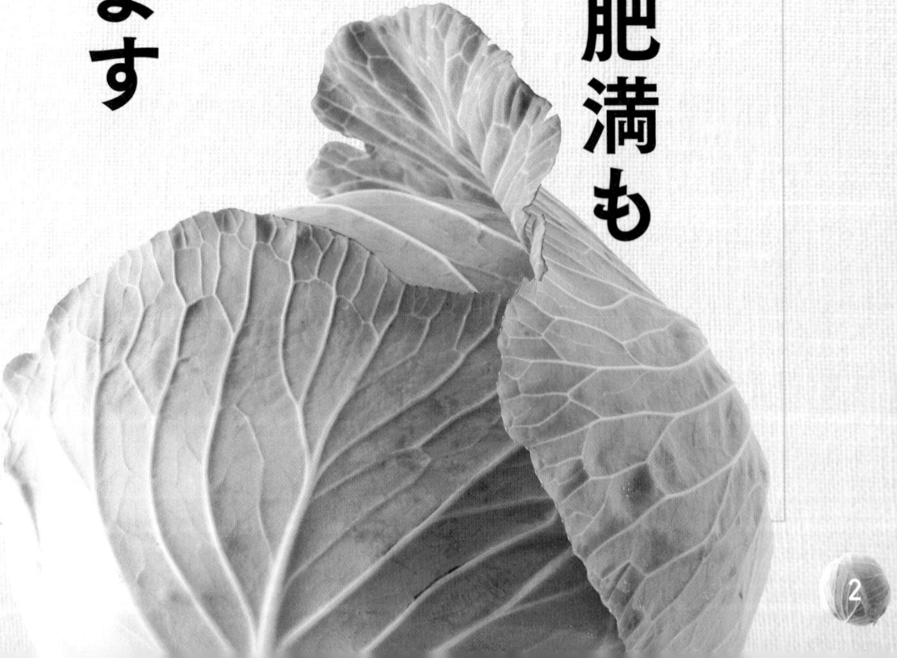

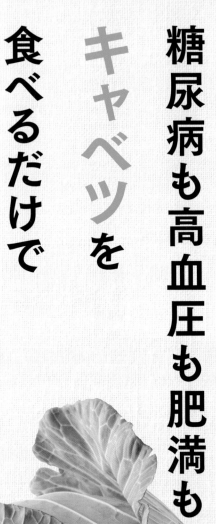

2度の糖尿病体験でたどりついた
カロリー制限に勝るキャベツたっぷり生活

私自身、**2度の糖尿病の体験と克服歴がある**ので、「キャベツが生活習慣病にいい」と、身をもってお伝えできるのです。1回目は私が60代なかばのことでした。それまでも30年ほど続けていたインドネシアでの長期の調査を行っていたとき、今までにない不調におちいったのです。ご存知のようにインドネシアは熱帯なので、カラッとはしていても気温は常に30度以上。毎日の暑さでのどが渇き、脱水症状にならないようにと**スポーツドリンクを大量に飲んでいました。**1週間もすると急激に体の脂肪が落ち、手足が細く感じられ、体重が減って疲れやすくなってきました。尿も甘い匂いがするので、急いで血糖値を測ってみたら、なんと**空腹時で500㎎／dℓ！** **通常は100㎎／dℓ**ですから、あきらかに重度の高血糖状態です。スポーツドリンクに含まれる糖分で血糖値が急上昇したため、糖の代謝に異常をきたしてしまったのだと思いました。

カロリー重視の食事療法では改善せず、食物繊維たっぷりのキャベツで健康に

帰国して専門医のもとを訪れ、検査を受けたところ、**糖尿病と診断**され、すぐに徹底的な**糖尿病の食事療法**が始まりました。糖尿病学会の示す食事療法は、摂取カロリーを減らし、エネルギーの60％程度を炭水化物から、残りをたんぱく質や脂質からとるというものでした。

さっそく私は真剣に食事療法に取り組み、脂の多い肉や、揚げ物は避け、ご飯と野菜を中心にした食生活に切り替えたのですが、**相変わらず血糖値は下がりません**でした。結局、インシュリン注射で血糖値を下げることになりました。

その後も食事制限は続け、毎日忙しく仕事をしていたら、71歳のときに、再び体重が急激に減り、**空腹時血糖値が４５０㎎／dℓに**。中性脂肪も高いままでした。多忙によるストレスが引き金だろうといわれましたが、それまで糖尿病の食事療法をしっかり守ってきたのにもかかわらずです。

私の糖尿病との戦いと食事の改善

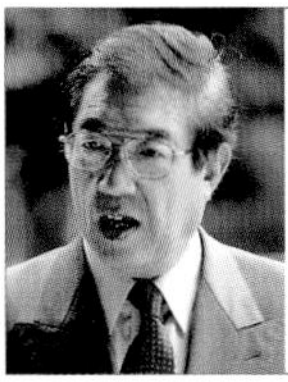

太っていた頃です。
体重は今より**15kg**も多く、
88kgでした。

1回目の糖尿病診断時 **66才**

空腹時血糖値　500mg /dℓ
中性脂肪値　300mg /dℓ

糖尿病
食事療法

1日1400 ～ 2000kcal
炭水化物60％
たんぱく質15 ～ 20%
脂質25%以下

改善されず！

インシュリン治療開始
糖尿病食事療法継続

2回目の糖尿病診断時 **71才**

空腹時血糖値　450mg /dℓ
中性脂肪値　300mg /dℓ

糖質を減らす食事に変えた

血糖値正常化！

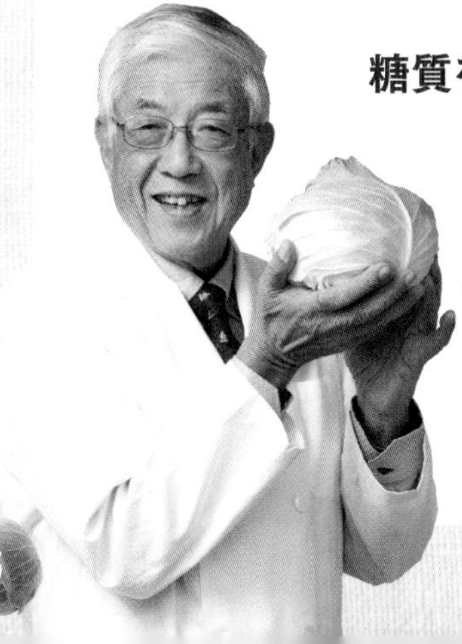

現在

体重　73kg
空腹時血糖値　90mg /dℓ以下
中性脂肪値　100mg /dℓ以下

病気知らずの体は腸が基本！
健康な細胞を保てば糖尿病も高血圧も撃退

これはなにか違うと思い、片っ端から調べ始めてわかったのが、エネルギーを補給する仕組みは、50歳くらいを境に変わっていくということでした。私には、**糖質はそれほど必要なかった**のに、カロリーは低くても、ご飯など炭水化物を60%もとっていたので、糖質過多でたんぱく質も脂質も足りていなかったのです。

そこで、まず**主食をやめて糖質を減らし**、**肉や魚をしっかり食べる**食事に切り替えました。総カロリーは増えたはずですが、みるみる血糖値は正常に近づき、疲労感なども解消しました。しかし、同時にお通じが悪くなります。腸を専門としていた私は、腸内環境を整える工夫が必要だと考えるようになりました。そこで食物繊維の豊富なせん切りキャベツを食事の前に山盛り食べるようにしてみました。**体調がどんどんよくなり**、**血糖値も正常値**を保ち、お通じも正常に。さらに、肌年齢が若くなり、髪の量が増えたことも予想外のおまけでした。

自分が腸の研究者でありながら、とおりいっぺんの食事療法を続けていたことを反省し、体が変わる年代では、どう食事を変えればいいのかを考えました。決め手は3つありました。1つ目は**50代以上の体はそれほど糖を必要としなくなる**ことを理解し、ご飯やパンでお腹を満たす食生活を卒業すること。2つ目は、**脳も細胞も腸の環境で左右される**ので、腸内細菌のことをきちんと知り、日々腸を整えることの必要性でした。

3つ目は、老化を促す**「酸化」と「糖化」を抑える**こと。細胞にダメージを与える活性酸素や、糖がたんぱく質と結びついてできる終末糖化産物を減らし、細胞そのものが元気を保つ食事が重要です。

手軽でおいしく、飽きずに続けられるキャベツは、生でも、加熱してもおいしく、体に必要なたんぱく質や適度な脂質のあるおかずにもよく合います。

本書では、糖尿病や高血圧、肥満、疲れやすさ、老化といった、さまざまな悩みを、**食で解決するための知識**と、私を救ってくれたキャベツをたくさん食べてもらうためのレシピを紹介しています。

藤田紘一郎

自力で糖尿病&高血圧を撃退！ やせる無限キャベツ健康レシピ 目次

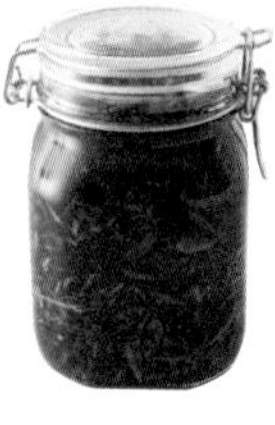

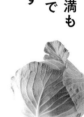

PART 2

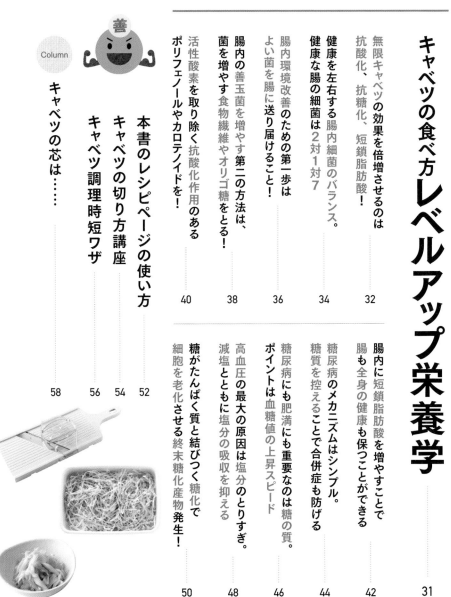

キャベツの食べ方レベルアップ栄養学

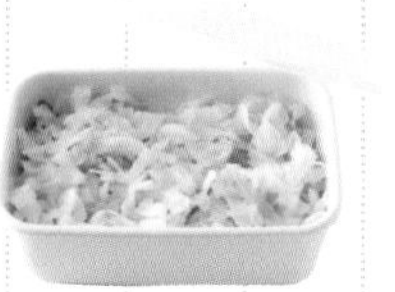

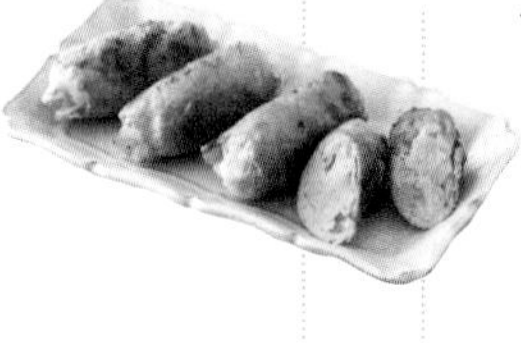

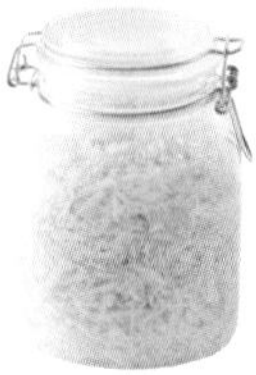

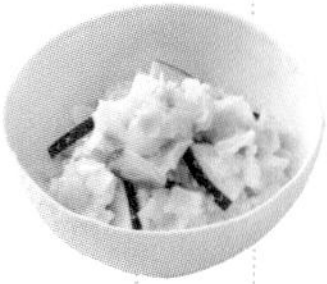

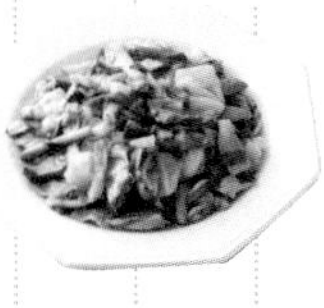

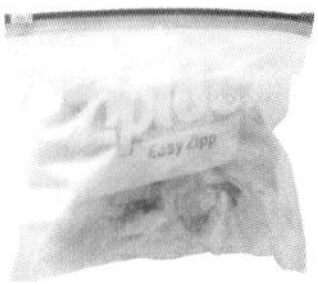

PART 5

爆食キャベツレシピ

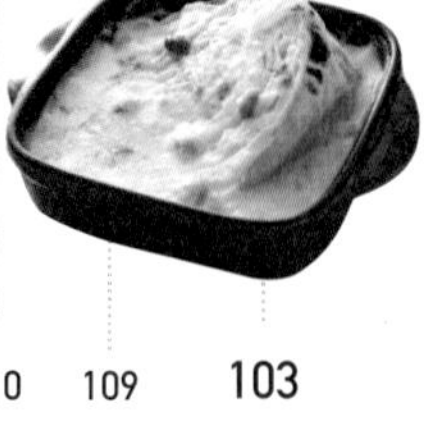

Column

PART 6

キャベツの汁物&スープ

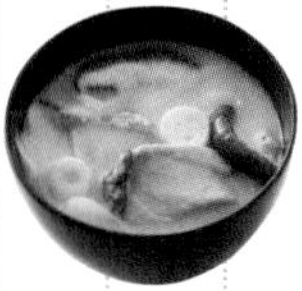

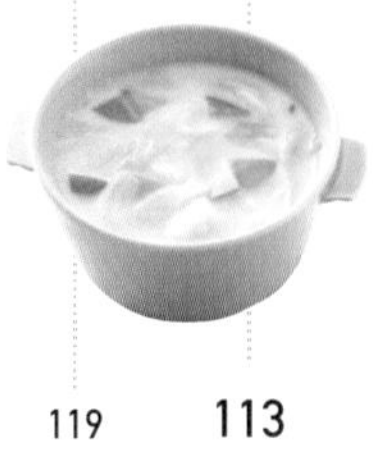

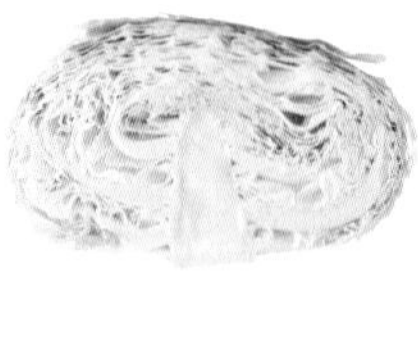

PART 1

血糖値にも血圧にも肥満にも効果的

キャベツの健康学

キャベツがなぜ健康に役立つのか、

キャベツはどう食べるのがいいのか……。

身近なキャベツを味方につけるための

読んでガッテン、今日からキャベツが食べたくなる

基本の知識とハウツーを紹介します。

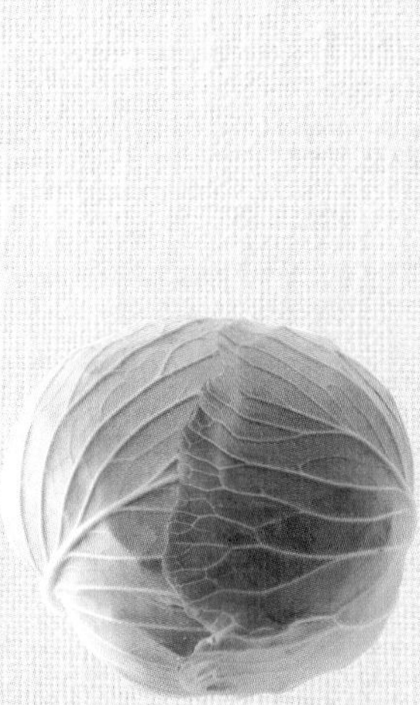

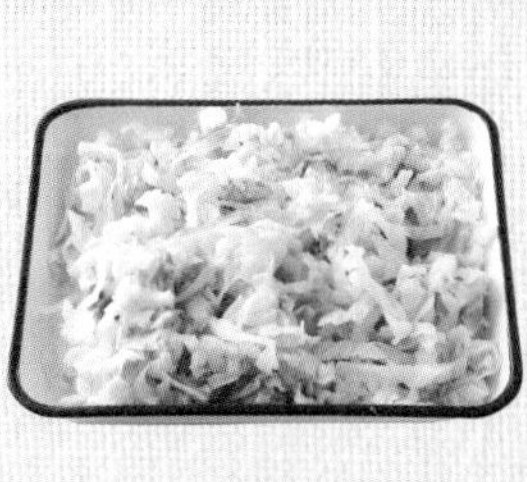

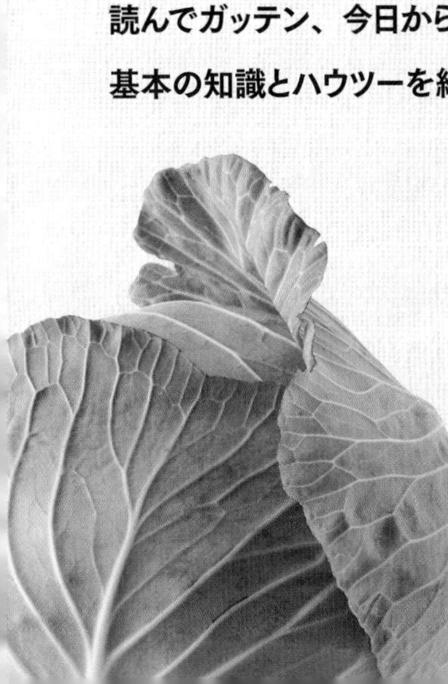

キャベツが効く！ こんないいこと

数ある野菜の中で、私がキャベツをすすめる理由は、
くせがないので食べやすく、主菜にも副菜にもなり、変幻自在なこと。
たくさんの健康効果をあわせ持つ元祖スーパーフードだから。
本書では、そのメカニズムも紹介しています。

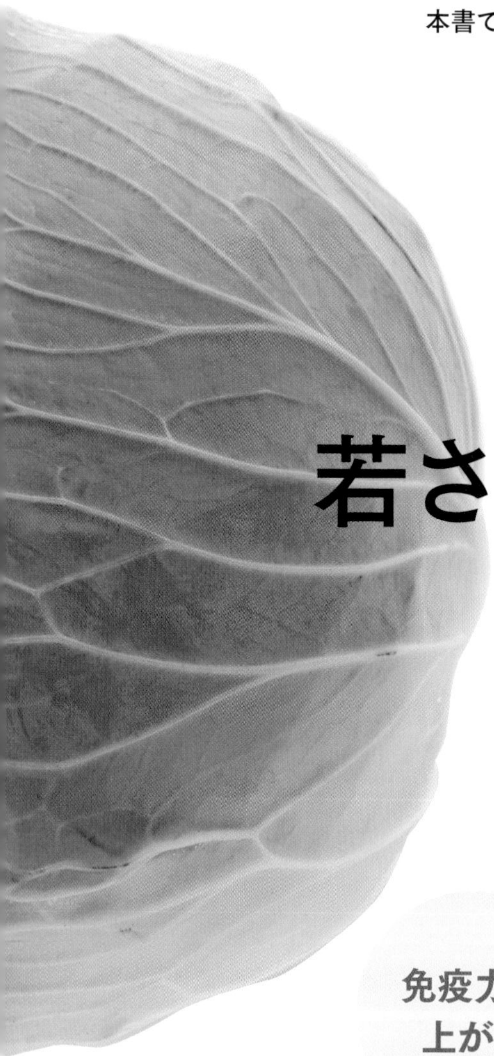

食物繊維が豊富
（100gで1.8g）

若さと健康を！

がんを防ぐ

血糖値が下がる

免疫力が上がる

無限キャベツレシピで

1個で約1kg!

糖化を防ぐ

ダイエット効果抜群

腸内環境改善

酸化を防ぐ

心が落ち着く

満腹感がある

高血圧が下がる

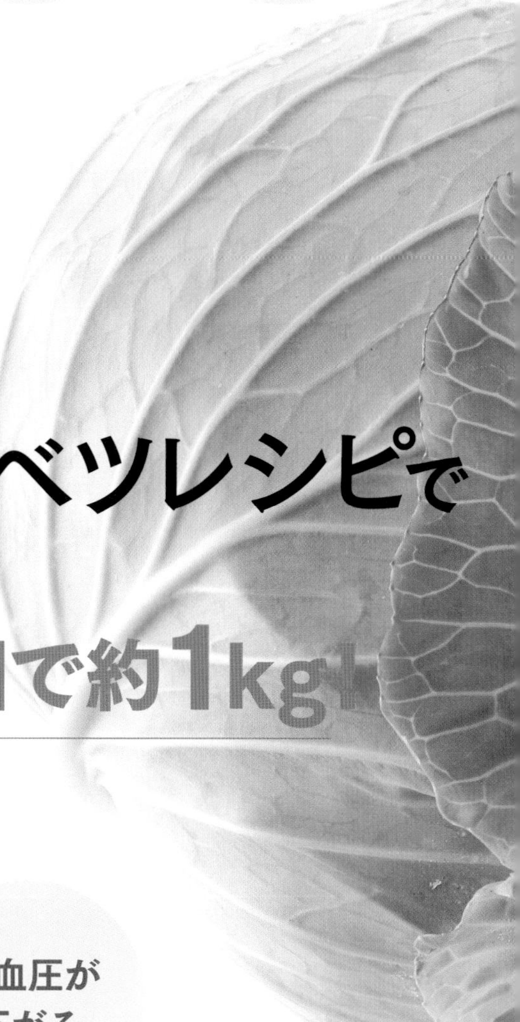

がんを防ぐ効果はにんにくに次ぐ第2位
キャベツは優秀なデザイナーフーズ

日本人の**2人に1人はがん**になり、死因のトップ。年々その数は増えています。がんにならないためにはどうしたらいいのか。基本は私達の体を構成している約37兆個ともいわれる細胞が傷つくのを防ぐことです。

細胞は汚れた空気や紫外線、ウイルスなど外からの影響で傷つきますが、**活性酸素による「酸化」**、過剰な**糖質がたんぱく質と結びつく「糖化」**によっても傷められます。ストレスで自律神経のバランスがくずれたり、睡眠不足や疲労、免疫力の低下なども原因になります。

野菜をたっぷり食べ、肉や脂肪、アルコールはほどほどの食生活が大切です。米国の国立がん研究所が選んだ、**がん抑制効果のある野菜や果物がデザイナーフーズ・ピラミッド**。植物に含まれるフィトケミカルという機能性の成分を多く含み、がん抑制効果が期待できます。にんにくに続き、第2位がキャベツです。

デザイナーフーズ・ピラミッド

米国国立がん研究所では、天然の植物中に存在する成分を元に、がんの発生を予防する効果のある食品を約40種類ピックアップして、下の図のように3段階に分けたデザイナーフーズ・ピラミッドを作成しました。ピラミッドの上にある食品ほど、がん予防の効果が高いと考えられていて、にんにくが1位、キャベツは2位です。

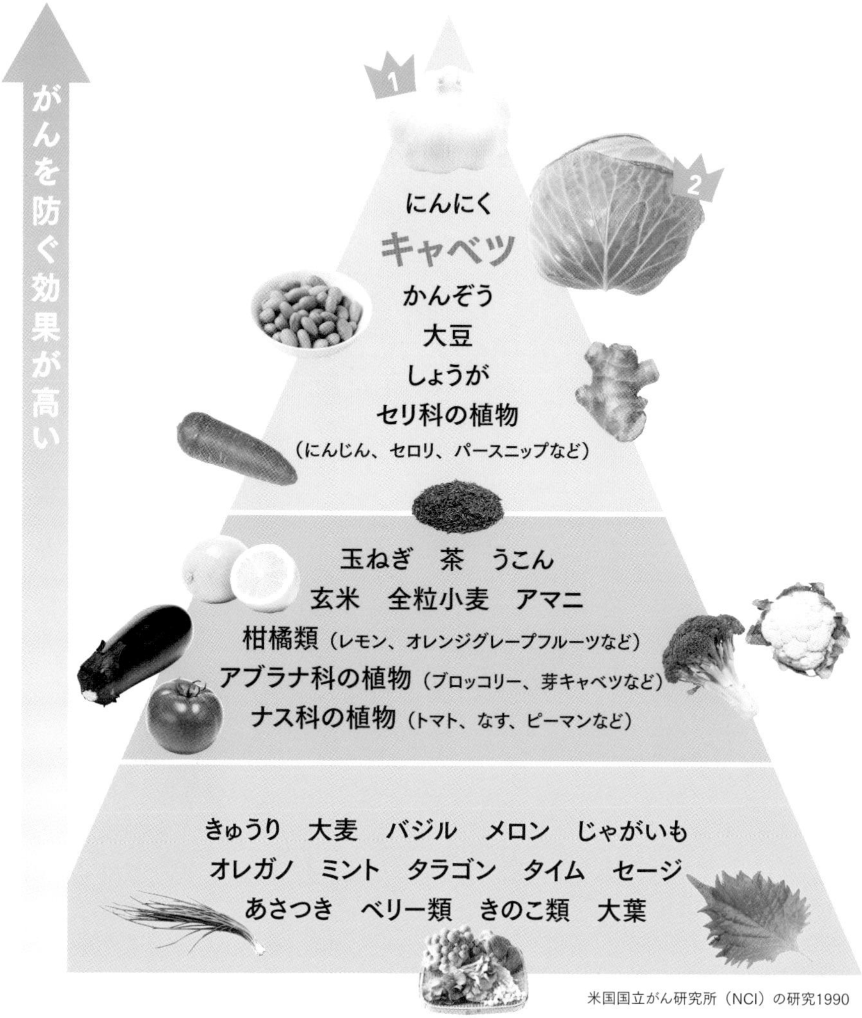
がんを防ぐ効果が高い
1
2
にんにく
キャベツ
かんぞう
大豆
しょうが
セリ科の植物
（にんじん、セロリ、パースニップなど）
玉ねぎ　茶　うこん
玄米　全粒小麦　アマニ
柑橘類（レモン、オレンジグレープフルーツなど）
アブラナ科の植物（ブロッコリー、芽キャベツなど）
ナス科の植物（トマト、なす、ピーマンなど）
きゅうり　大麦　バジル　メロン　じゃがいも
オレガノ　ミント　タラゴン　タイム　セージ
あさつき　ベリー類　きのこ類　大葉

米国国立がん研究所（NCI）の研究1990

血糖値＆血圧が下がる！やせる！
ラクラク続く無限キャベツのススメ！

キャベツにはがん予防の他に生活習慣病を防いだり改善する効果もあります。**血糖値の改善、高血圧の低下、肥満もキャベツで解決**できます。「そんなに何にでも効果があるの？」と思う人もいるでしょう。しかし、食物繊維が豊富で食べごたえのあるキャベツは、食べすぎを防ぎ、血糖値の急上昇を抑える働きがあります。血管を丈夫にし、代謝も良くなるので血圧も下がります。

そのキャベツをたっぷり食べられ、保存もできるので**食事の準備の負担にならない**のが無限キャベツ。さっと加熱してかさを減らし、やわらかくて口当たりをよくする**湯通しキャベツ**と**レンジキャベツ**、まとめ調理でキャベツ生活が無理なく続けられる**作りおきキャベツ**、無理なく山盛りキャベツが食べられる**爆食キャベツ**、日々の食事に溶け込む**スープ**と**汁物**の6つを無限キャベツ健康レシピと名付けました。それぞれの特徴とポイントを紹介します。

無限キャベツ

生のキャベツを好みの大きさに切り、さっと加熱することで、しんなりとして食べやすくなり、量もたくさん食べられるので今大人気のキャベツメソッド！　無限キャベツを使った感激レシピをp.59から紹介しています。

レンジキャベツ

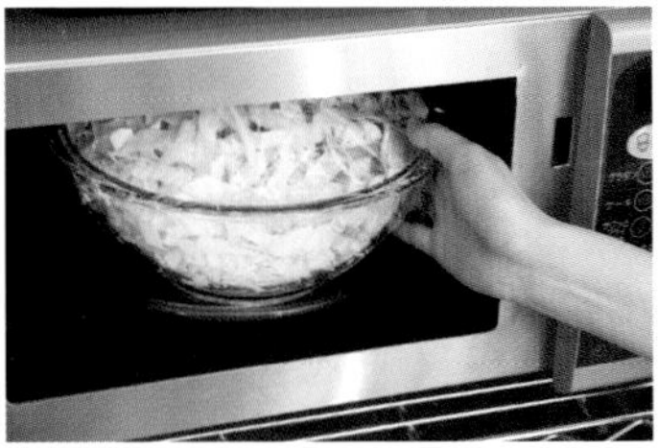

- 電子レンジであっという間
- 栄養素の消失はほぼゼロ
- 火を使わないので安心
- キャベツが水っぽくならない

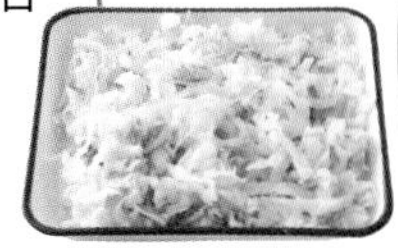

湯通しキャベツ

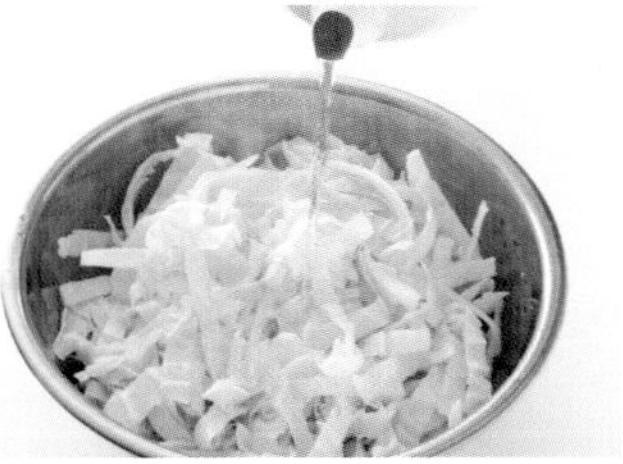

- 湯とボウルだけですぐできる
- 栄養素の消失が最小限
- 素材のよさが生きている
- バリエーション豊富

酢キャベツ

生のキャベツを酢に漬けることで酸味をプラスし、日持ちがよくなります。酢の物やサラダに酢ごと使ったり、肉や魚のおかずに添えると消化を助け、さっぱりとしておいしい。漬け酢までムダなく活用して。

基本の酢キャベツ

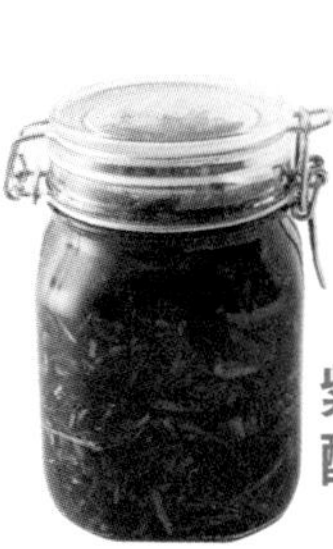

紫キャベツの酢キャベツ

紫キャベツの赤い色は抗酸化作用のあるアントシアニン。活性酸素を除去する働きが一層期待できる。

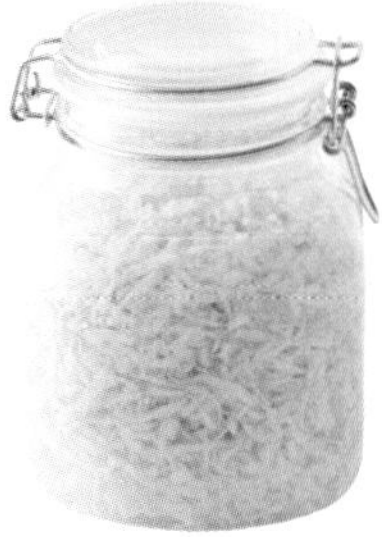

生キャベツ500g
➡酢キャベツ450g

酢の健康効果

酢酸

- 血行をよくする
  ⇨高血圧予防
- 肝臓の酵素を活性化
  ⇨内臓脂肪が燃焼
- 腸内で短鎖脂肪酸に
  ⇨腸内環境改善・やせる

クエン酸

- エネルギー代謝をよくする
  ⇨疲労回復

アミノ酸

- 細胞の材料
  ⇨丈夫な体を作る

塩もみキャベツ

好みの大きさや形に切ったキャベツに少量の塩を振り、もみ込むと組織が壊れるので栄養素を吸収しやすく、やわらかくて食べやすくなります。こうして保存しておくと使いやすく、時間が経って発酵すると乳酸菌が増えるメリットも。

塩の種類

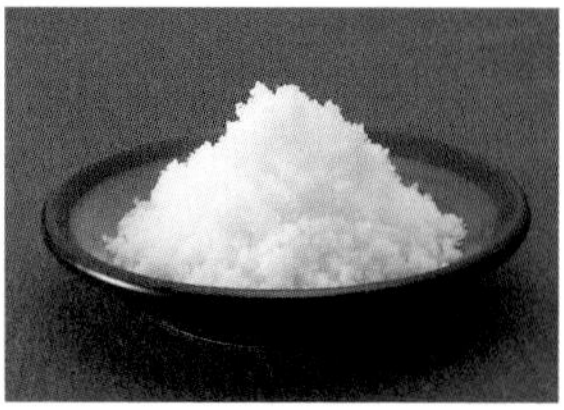

最近ではさまざまな塩が出回っていますが、塩選びは健康のキーポイント。血圧の上昇を抑えるカリウムやマグネシウムが多いものを選びましょう。

食塩

精製塩ともいわれ、塩化ナトリウムの純度が99%以上で、ミネラル分がほとんど除去されているため、少量で塩辛いのが特徴。

海塩

海水を天日干ししたり煮詰めたりして作る塩で、製品によるが、マグネシウム、カリウム、カルシウムなどのミネラル類が豊富。苦み、うまみなども感じられる。

岩塩

地殻変動などで海水が地中に閉じ込められて結晶化した塩。硫黄や有機物が含まれるので、独特の味わい。

基本の塩もみキャベツ

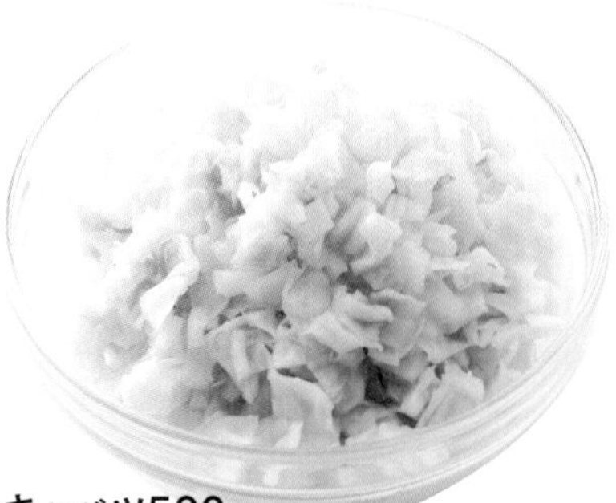

生キャベツ500g
➡**塩もみキャベツ**(3日後) 450g

時間とともに味が変わる

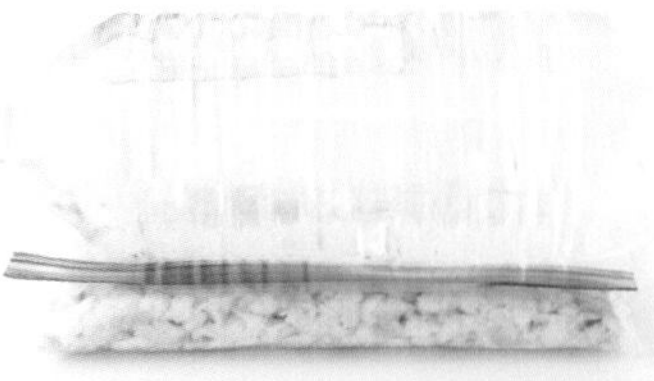

塩もみキャベツを発酵

塩でもんでしんなりしたらすぐに食べられるが、そのまま数日おくと、次第に発酵が進んでほんのりと酸味が生まれる。乳酸発酵漬けのようにソーセージや肉に添えたり、漬け物として食べてもおいしい。

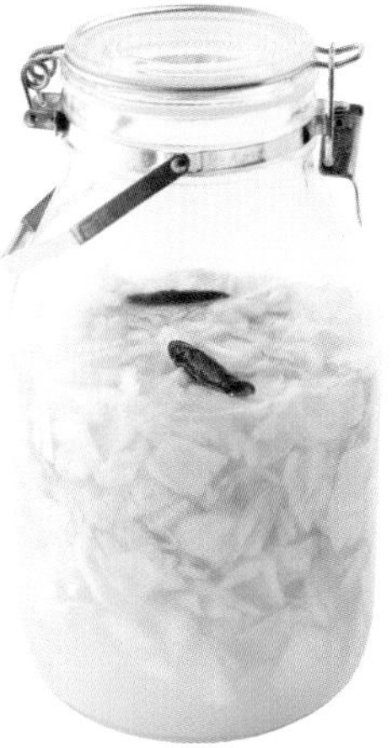

乳酸発酵キャベツ

キャベツを砂糖少々を加えた塩水に漬けて、自然に乳酸発酵させる漬け物の一種です。空気中にいる常在菌の働きで発酵が始まり、自然に酸味が生まれます。これが乳酸で、腸の調子を整える働きが加わります。

生キャベツ500g
➡乳酸発酵キャベツ
（7日後）550g

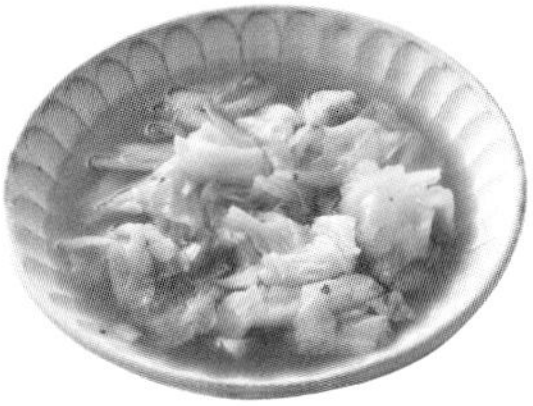

冷凍キャベツ

洗う、切るといっためんどうな下ごしらえを一度にまとめてすませ、小分け冷凍しておくと便利で、毎日こまめにキャベツを食べることができます。凍らせることで細胞が壊れ、しんなりとやわらかくなるので、加熱時間を大幅に短縮できます。

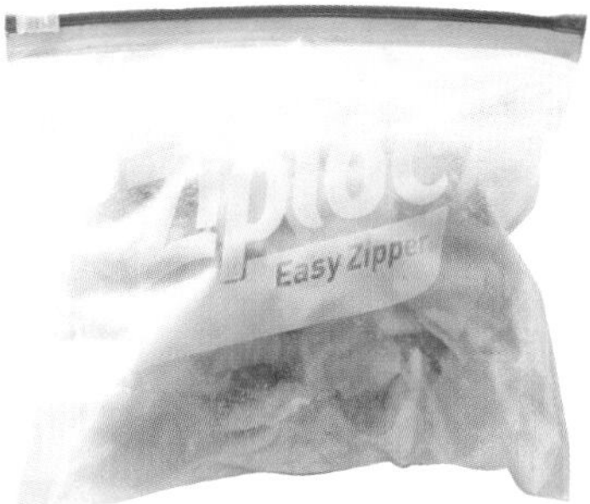

生キャベツ500g➡冷凍キャベツ500g

爆食キャベツ / 汁物・スープ

キャベツを普段のおかずにプラスすることで無理なくたっぷり食べられます（p.103参照）。朝食に定番の汁物やスープの具材にキャベツを活用するのもいい方法（p.113参照）。

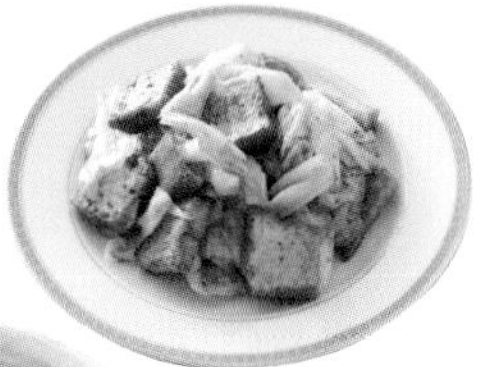

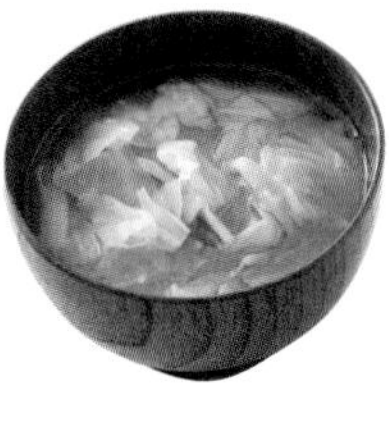

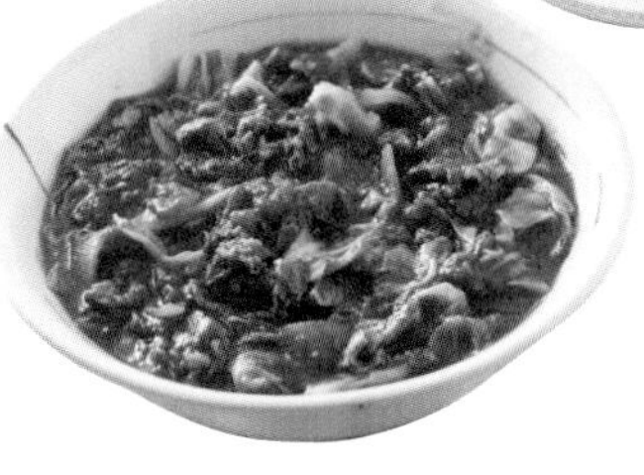

１日１００ｇはキャベツを食べたい！

野菜の摂取目標量は１日約３５０ｇ。そのうち１００～１５０ｇはキャベツからとると健康効果が期待できます。**１００ｇってどのくらい？**という人に、目安を紹介します。重さは季節によってもかなり違うので、**最初は計量**してみましょう。慣れると目分量でわかるように。食べすぎても全く問題ありません！

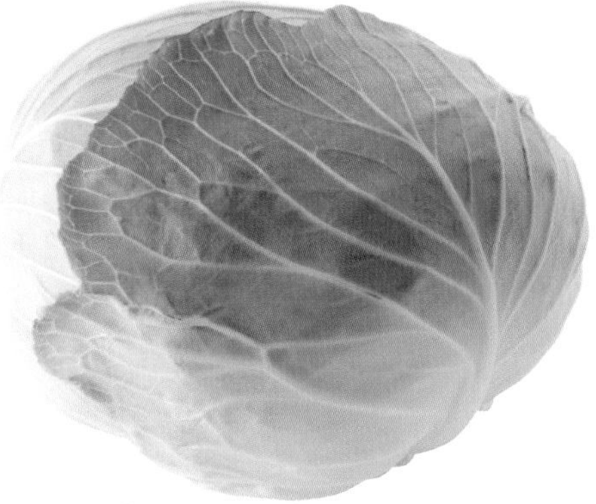

1個で約1kg!

夏から冬の巻きのしっかりしたキャベツで1個1kgが目安です。春キャベツは、もう少し軽いと覚えて。

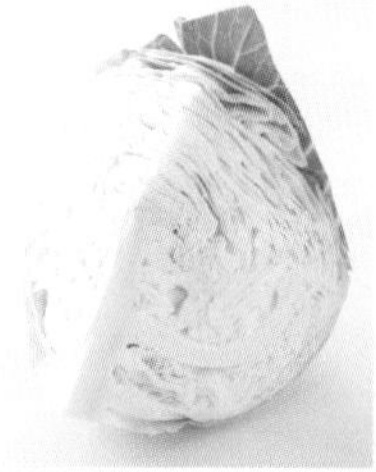

1/4個で約250g

4等分で約250g。2人で1日に食べきれば目標クリア。

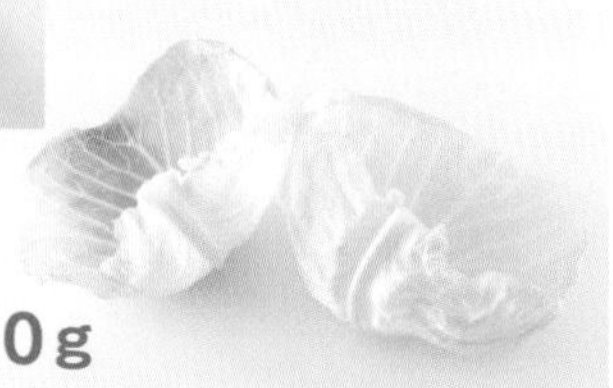

大きな葉2枚で約100g

葉は外側ほど大きいので、外葉をはがしてすぐの葉1枚が約50gくらい。1日に1人2枚が目標。

キャベツの栄養素（100gあたり）

カロリー	23kcal	カルシウム	43mg
たんぱく質	1.3g	マグネシウム	14mg
脂質	0.2g	β-カロテン	50μg
炭水化物	5.2g	食物繊維総量	1.8g
カリウム	200mg	塩分	0

こんな組み合わせで1日100gクリア

本書で紹介するキャベツのレシピでは1人分で少なくても50g、多いものは125g以上食べられます。一度に100g食べられなくても、1日2回に分けて食べてもOK。キャベツには食べすぎはありませんので、1日2回おいしく食べるだけで200g程度のキャベツはラクラク食べられます。

夕食に

●**発酵キャベツ＆まぐろステーキ**
（p.94）

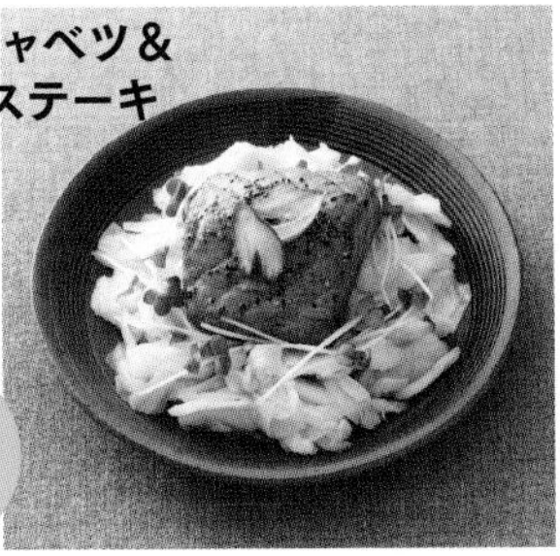

1人分 125g

＋

朝食に

●**キャベツのみそ汁**
（p.120）

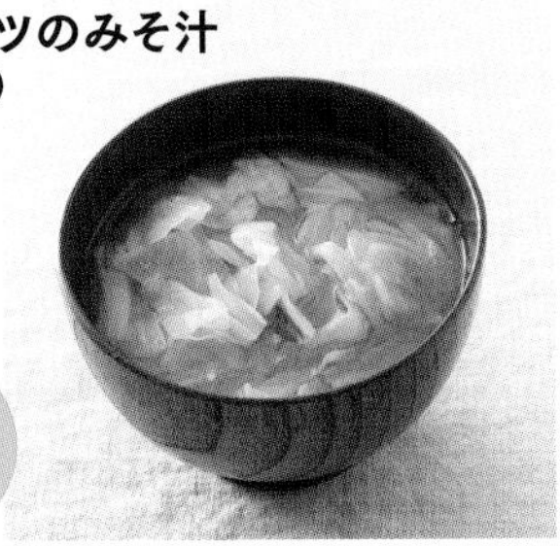

1人分 75g

昼食に

●**しらたき塩焼きそば**
（p.99）

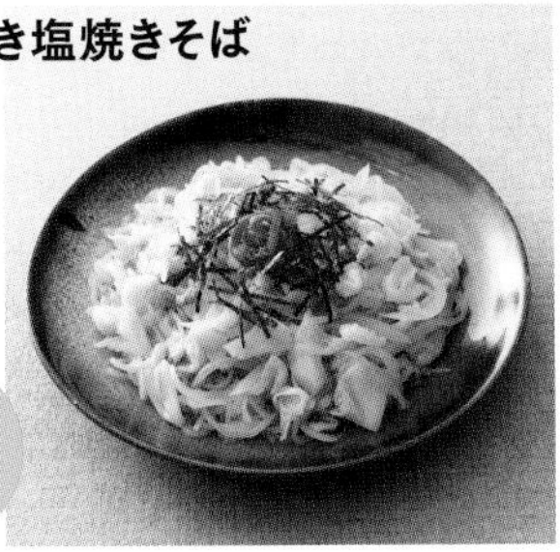

1人分 100g

＋

朝食に

●**キャベツの豆乳クリームスープ**
（p.119）

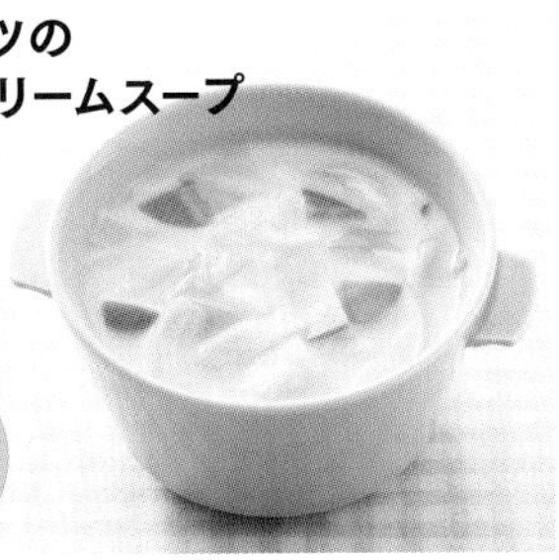

1人分 50g

夕食に

●**キャベツと鶏の博多風水炊き**
（p.104）

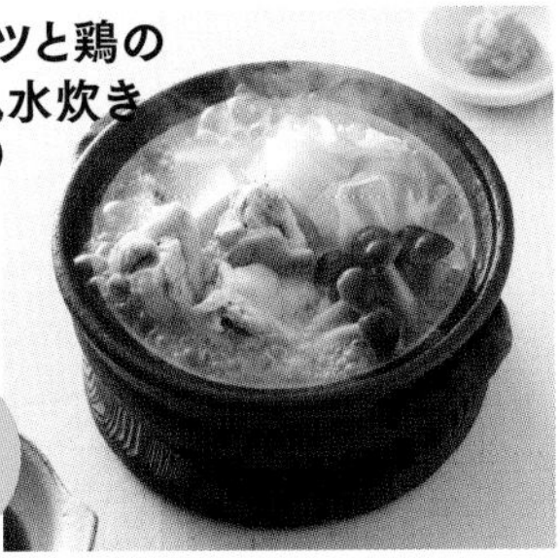

1人分 125g

＋

朝食に

●**ヨーグルトコールスロー**
（p.86）

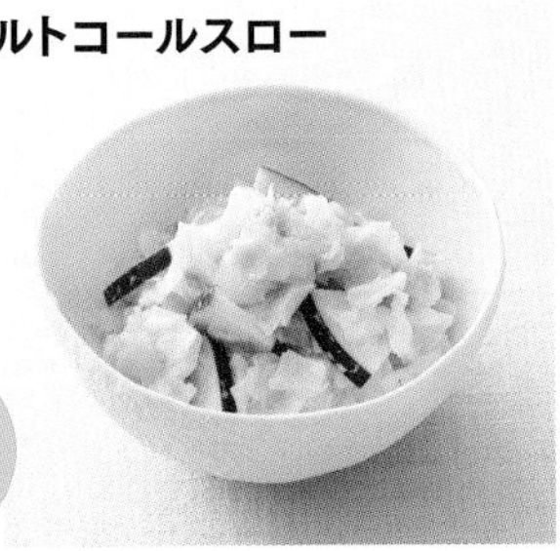

1人分 125g

キャベツの効果を高めるために
2つの発酵調味料を活用しよう

キャベツの抗酸化作用や食物繊維の働きをあと押しするのが、日本の伝統的な**発酵調味料のみそと酢**です。みそは大豆と麹、塩を混ぜて発酵熟成させた調味料で、左ページで紹介するように、造り方や麹菌の違いでさまざまな種類があり、一般に熟成が進んだものほど濃い色で、コクやうまみが強くなります。いずれのみそも原料の**大豆のイソフラボンやサポニン、レシチンなど**の効果が得られ、ビタミンやミネラルも豊富です。

酢は米や小麦といった穀物、果物などのしぼり汁から酒を造り、さらに発酵させて酸味が発生した調味料です。主な成分は**酢酸**で、これは後述する**短鎖脂肪酸**。腸内環境を整えるとともに、血圧を下げる、肝臓の酵素の活性化、がんの予防、**疲労回復などの効果**があるというデータもあります。良質なアミノ酸なので、細胞を丈夫にし、若々しくて強い体を作ります。

酢の種類

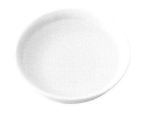

醸造酢が◎

穀物酢

米、小麦、とうもろこしなどから造られたいわゆる普通のお酢です。

米酢

米だけが原料の酢で、クエン酸が多く、酸味や甘みが強い。

玄米酢

玄米を使った酢で、米の表皮に含まれるミネラルやビタミンが豊富な酢。色が濃く、うまみも強い。

黒酢

米を熟成発酵させたベアミノ酸の量が多く、消化の必要がなく、直接疲労回復につながる。

果実酢（りんご酢、ワインビネガー）

果物から造られた酢。香りと甘みが強くさわやかな味わい。カリウムが豊富。

バルサミコ酢

ぶどう果汁を煮詰めて濃縮し、木のたるで長期発酵熟成した酢。アミノ酸やミネラルが豊富。

みその種類

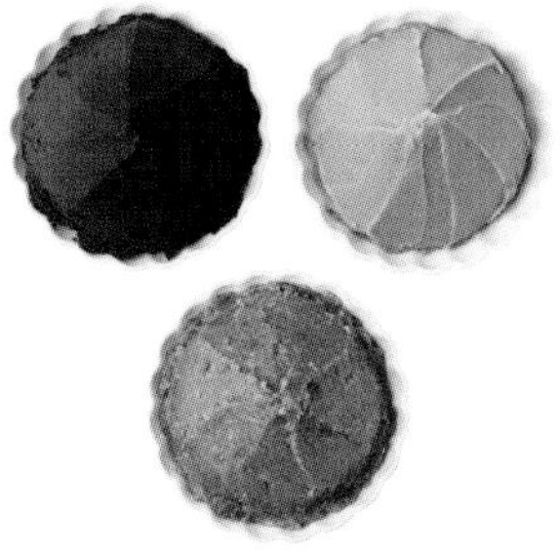

好みのものでOK

米みそ

加熱した大豆を米麹で発酵させたみそ。

麦みそ

加熱した大豆を麦麹で発酵させたみそ。

色による分類

大豆を蒸すかゆでるか、麹の分量、熟成期間、途中で上下を返すかなどによって、赤みそ、淡色みそ、白みそがあります。

濃い色のみそには抗酸化成分のメラノイジンやペプチドが多く、白みそにはストレスをやわらげるGABAが含まれます。

味による分類

甘みそ、甘口みそ、辛口みそのように味で分けることもあります。塩辛さの違いは加える塩の量、甘みは麹の比率で決まります。

みその塩分はすぐに血圧を上げるわけではありません。

キャベツが効く！

こんな不調

元祖スーパーフードであるキャベツをたっぷり食べると、抗酸化、抗糖化、短鎖脂肪酸の働きで、多くの人が気になるさまざまな不調や病気を、予防・改善できます。そのメカニズムを紹介しましょう。

免疫力が高まり、がんを防ぐ

キャベツに含まれるイソチオシアネートというポリフェノールには強い抗酸化作用があり、抗がん効果が認められています。腸内環境を整え、毒素が体に再吸収されるのを防ぐので、細胞への余計な刺激が減り、がん予防になります。腸には全身の70％の免疫細胞が集まっているので、腸が元気なら、感染症も予防します。

高血圧を下げる

血圧は塩分などで血液中の水分の量が増え、血管に圧力がかかることで上昇します。キャベツには血圧を上げにくくするカリウムが、比較的多く含まれていること、血管の劣化を防ぎ、弾力性を保つため、圧力を受け止められること、酸味やうまみと相性がよく、塩分の摂取を抑えられることなどから、血圧対策につながります。

血糖値を下げる

血糖値は食べたものが分解されて糖になり、腸で吸収されて血管内に取り込まれることで上がります。糖質が少なく食物繊維豊富な食材を先に食べると、順次消化されていくために血糖値が急に上がることはありません。また、満腹感が得られると、ご飯などの糖質の摂取量が減らせます。

老化予防

老化は細胞の劣化が原因です。細胞は、外からの刺激で傷つくとともに、食べた物から生まれる活性酸素による細胞の酸化し、糖と結びつく糖化でも老化が進みます。酸化はさびつき、糖化は焦げと考えるとわかりやすいでしょう。抗酸化作用のある食材をとり、糖化しにくい食べ方をすることが大切です。

血管強化、動脈硬化の予防

動脈硬化とは血管壁が硬く厚くなった状態。そこに血液中のコレステロールがこびりつき、やがて脂肪も沈着して血管の内部が狭くなってしまう症状です。高血圧や糖尿病で血管が傷つくと、その部分に脂肪物質がたまりやすくなります。キャベツで血糖値の上昇を抑えると、動脈硬化予防になります。

認知症予防

認知症の原因のひとつに脳血管の小さな詰まりや、脳の毛細血管の減少が挙げられます。キャベツ健康レシピは、血糖値の上昇を抑えて脳の血管壁を健康に保ちます。腸内環境を整えると、自律神経のバランスもよくなって血流も正常になるため、脳細胞のすみずみまで新鮮な血液が届き、脳が若さを保てます。

脳卒中、心筋梗塞の予防

動脈硬化が進んで血管が狭くなったり、閉塞してしまうとその先に血液が届かなくなり、壊死するのが脳梗塞や心筋梗塞です。動脈硬化の進行と、血圧に耐えるための血管の弾力性が落ちることで発症します。キャベツによる血糖値コントロール、血圧の安定で防ぐことができます。

キャベツで若く！

きれいに健康に！

ダイレクトに健康を守るとともに、キャベツレシピを続けることで、たくさんのおまけの効果がついてきます。ちょっと重だるいその疲れ、歳のせいとあきらめていた肌や髪のトラブルもキャベツで解消できますよ。

白髪や薄毛が少なくなる

白髪や薄毛の原因のひとつは、髪を作り出す毛母細胞が衰えるためです。これも糖化によるもの。毛母細胞の周囲にはたくさんの毛細血管があり、ここから栄養素をとり入れています。キャベツで糖質の摂取を抑え、血管を元気にすることで、白髪や薄毛が改善します。

肌がツヤツヤになる

きれいな肌は水分量が適正で、血色のいい透明感があります。キャベツで腸内環境を改善すると血行がよくなり、水分や栄養素が皮膚表面まで届けられ、みずみずしく美しい肌になります。加齢で肌がくすむのは、表皮細胞が糖化によって茶色く変色してしまうためなのです。

しわやたるみが減る

加齢とともに皮膚は弾力を失います。皮膚を構成しているコラーゲンやエラスチンというたんぱく質の劣化がしわやたるみの原因になるのです。これは、キャベツをたっぷり食べることで、主食の量を減らせば、皮膚の糖化を食い止め、しわやたるみを改善でき、若々しい肌を保てます。

炎症や痛みが抑制される

　腸内の環境がよくなると、短鎖脂肪酸がたっぷり作られるようになります。短鎖脂肪酸は炎症を抑える作用を持っています。腸内で生み出された短鎖脂肪酸は腸壁から吸収され、全身に届けられます。炎症が原因で起こっている各部の痛みや不調を解消してくれる可能性があります。

胃腸が整う

　キャベツには胃酸の分泌を抑え、胃腸の粘膜の新陳代謝を上げるビタミンU、通称キャベジンという成分が含まれていることが大きな特色です。キャベツを食べることで胃壁を健康にすれば、積極的に食べたい肉や魚などのたんぱく質による胃への負担を軽減する働きもあります。

心が落ち着く自律神経が整う

　気持ちを安定させてやる気を起こすのは、脳内の神経伝達物質で「幸せホルモン」の通称があるセロトニンによるもの。実はこのセロトニンの98％は、腸で作られています。腸内環境が整うとセロトニンの分泌量が上昇し、腸から脳へと「セロトニンは十分です」という情報が届けられると、メンタルが安定します。

便秘の解消

　キャベツで最もすぐに効果があらわれるのは便秘の解消。水溶性食物繊維が腸内細菌のエサになり、腸の状態がよくなることに加え、不溶性食物繊維が腸内を掃除するようにして便を排出してくれます。また、キャベツで満腹になると、ふくらんだ胃が結腸を刺激して、便意を促す効果もあります。

Column

他にもおすすめの発酵食品

腸内環境をダイレクトに改善するのは、乳酸菌とビフィズス菌ですが、
他にも体にいい発酵食品がいろいろあります。
麹菌、納豆菌による発酵食品や、天然酵母のように自然の中にある
常在菌を利用して発酵させる酵母も体にいい発酵菌です。

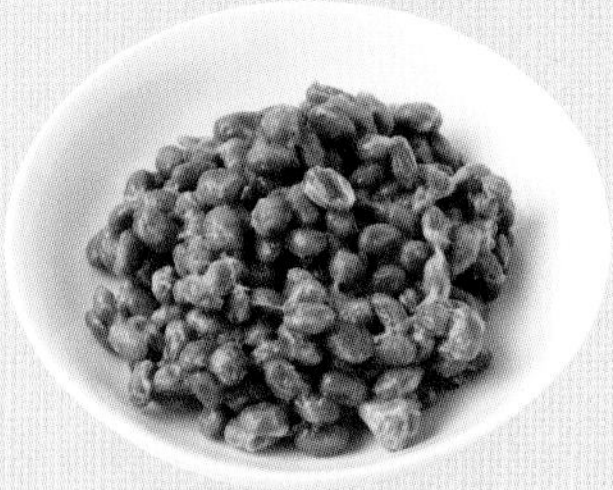

納豆

蒸した大豆に納豆菌をつけて発酵させたのが納豆。腸内細菌ではありませんが、その健康効果には定評があります。納豆の有効成分はナットウキナーゼ。血液をサラサラにし、免疫力アップも。

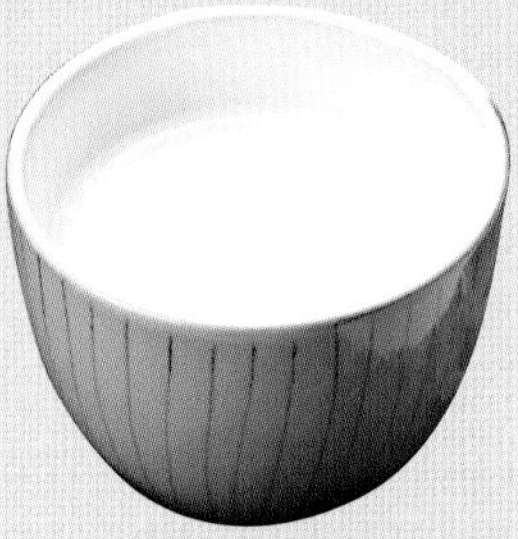

甘酒

ご飯を麹菌で発酵させたのが甘酒。飲む点滴といわれるほどに栄養価が高く、疲労回復や美肌効果が得られます。アルコール分はゼロなので、子どもでも大丈夫。

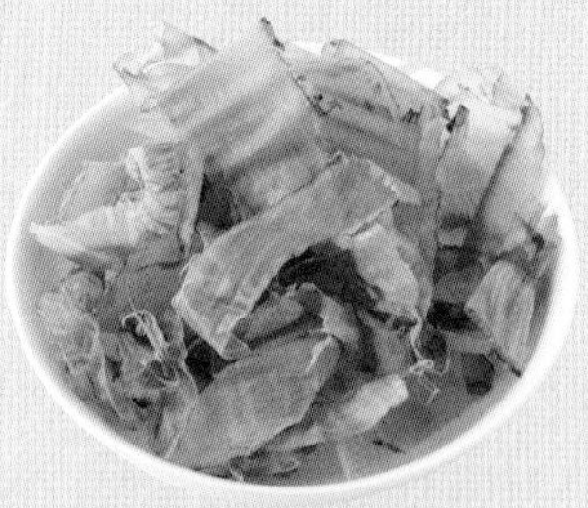

削り節

伝統的なかつお節などの削り節も発酵食品。かつおなどの青背魚を燻煙して乾燥させ、専用の青カビをつけてムロで寝かせてカビを増やして乾かし、さらにカビをつける作業を繰り返します。

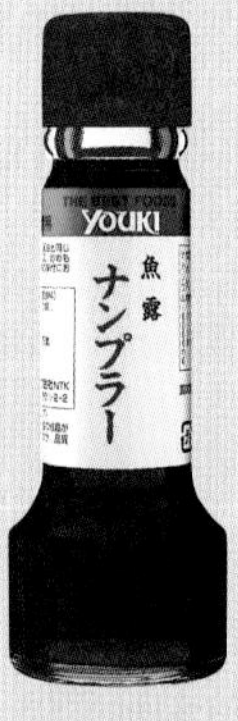

魚醤

魚を発酵させて造る調味料。日本ではしょっつるやいしるが知られています。最近ではアジアの調味料、ナンプラーやニョクマムがこの仲間。世界中にさまざまな魚醤があります。

PART 2

生活習慣病を改善する知識とコツ

キャベツの食べ方 レベルアップ 栄養学

キャベツは血糖値を下げ、高血圧を改善し、
肥満の防止や免疫力のアップにもつながる野菜の中でも秀でた健康食。
でも、キャベツだけ食べていれば OK ではありません。
腸、血液、体重……。食と体の関係を知っておきたい。

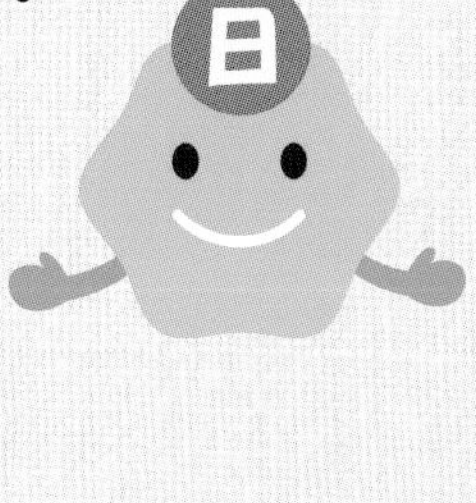

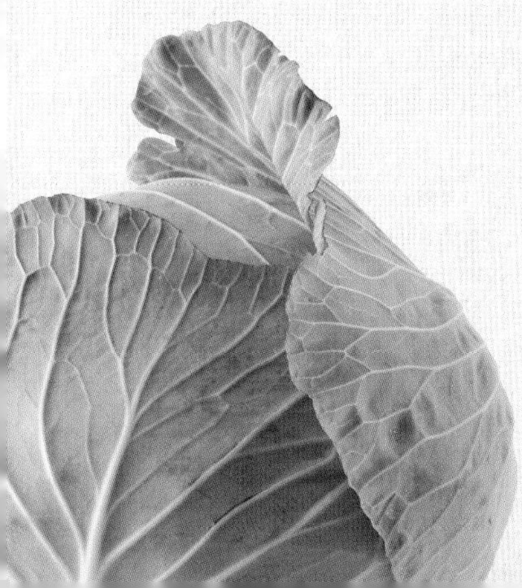

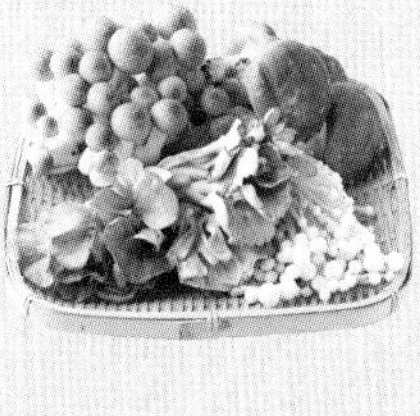

無限キャベツの効果を倍増させるのは
抗酸化、抗糖化、短鎖脂肪酸！

だれもが気になるのが生活習慣病。なかでも糖尿病、高血圧、がん、動脈硬化、そして、急な心筋梗塞や脳卒中も恐ろしい病気です。また、加齢とともに、物忘れや体の衰え、認知症も心配になってきます。こうした心配を解決する一助になるのがキャベツを食べる生活です。

生活習慣病や老化を防ぐキーワードは**抗酸化**、**抗糖化**、腸内環境を改善する腸内の**短鎖脂肪酸**の3つです。

人は普通に生活しているだけで、体内に活性酸素が生み出されます。適量なら体に役立つ活性酸素も、多すぎると害があります。酸素に触れると鉄が錆《さ》びるように、**体が錆びついてもろくなってしまう**のが酸化です。こうした活性酸素の働きを抑えるのが抗酸化成分です。キャベツには酸化を抑える働きがありますが、抗酸化作用のある他の食材も一緒にとり入れると効果的です。

そして、最近老化のもうひとつの要因として注目されているのが糖化です。血液中の糖が**細胞のたんぱく質と結びついて変質**し、ヘモグロビンＡ１ｃに変わります。ヘモグロビンＡ１ｃは、糖尿病の検査値として、長期間の血糖値の変化を示す値ですが、血液中に糖が長時間存在することで増え、時間が経つと終末糖化産物（ＡＧＥｓ）となります。こうなるとたんぱく質は劣化し、また脳や全身の組織も劣化させ、弾力性を失ったり、働きが悪くなったり、炎症が起きたりし、老化が進むのです。

血糖値を上げにくくしたり、組織がもろくなるのを防いだり、炎症を抑えたりするのが、**腸内で作り出される短鎖脂肪酸**であることがわかってきました。腸内環境をよくすることは、便秘を解消したり、腸内の毒素が再吸収されるのを防ぐだけではなく、**腸壁から吸収された短鎖脂肪酸が全身に**行き届いて糖化を抑止し、さまざまな不調を解消する働きがあります。

キャベツは食物繊維やオリゴ糖が豊富で食べごたえがあり、糖質の過剰摂取を防ぐなど、酸化にも糖化にも役立つ上に、短鎖脂肪酸の材料にもなります。この章では、キャベツの効果を支える食材や食べ方も紹介します。

健康を左右する腸内細菌のバランス。

健康な腸の細菌は2対1対7

腸内には約１０００種類１００兆個もの腸内細菌がすんでいます。腸の働きをよくする善玉菌、病気や不調の原因になる悪玉菌、状況によってどちらかの味方になる日和見《ひよりみ》菌に分けられ、実はいつも勢力争いをしています。理想の比率は**善玉菌2、悪玉菌1、日和見菌7**。その日和見菌にも種類があり、食べたものをため込みがちな**デブ菌**と、エネルギーの吸収を抑える**ヤセ菌**がいます。腸内の細菌のバランスがくずれるとお腹の調子が悪くなるだけでなく、血糖値や血圧、血管や脳の病気にもつながります。健康は腸と直結しているのです。

まず重要なのは**善玉菌を優勢にすること**。といっても20％以上には増えません。そこで日和見菌の中でも**ヤセ菌を増やすといいのです**。デブ菌は脂質や糖質をエサにし、食物繊維にからめとられる性質です。**ヤセ菌は善玉菌同様に食物繊維やオリゴ糖などが好物**です。食材の選び方で腸の調子は決まるわけです。

理想の腸内環境は……

腸内細菌は、善玉菌20%、悪玉菌10%、日和見菌70%が理想。日和見菌は、善玉菌と悪玉菌の、優勢なほうに味方します。その日和見菌にも多くの種類があり、太りやすくするデブ菌、太りにくくするヤセ菌が。デブ菌は、エネルギーを脂肪に変え、肥満を招くくせもの。ヤセ菌とデブ菌への対策も大切です。

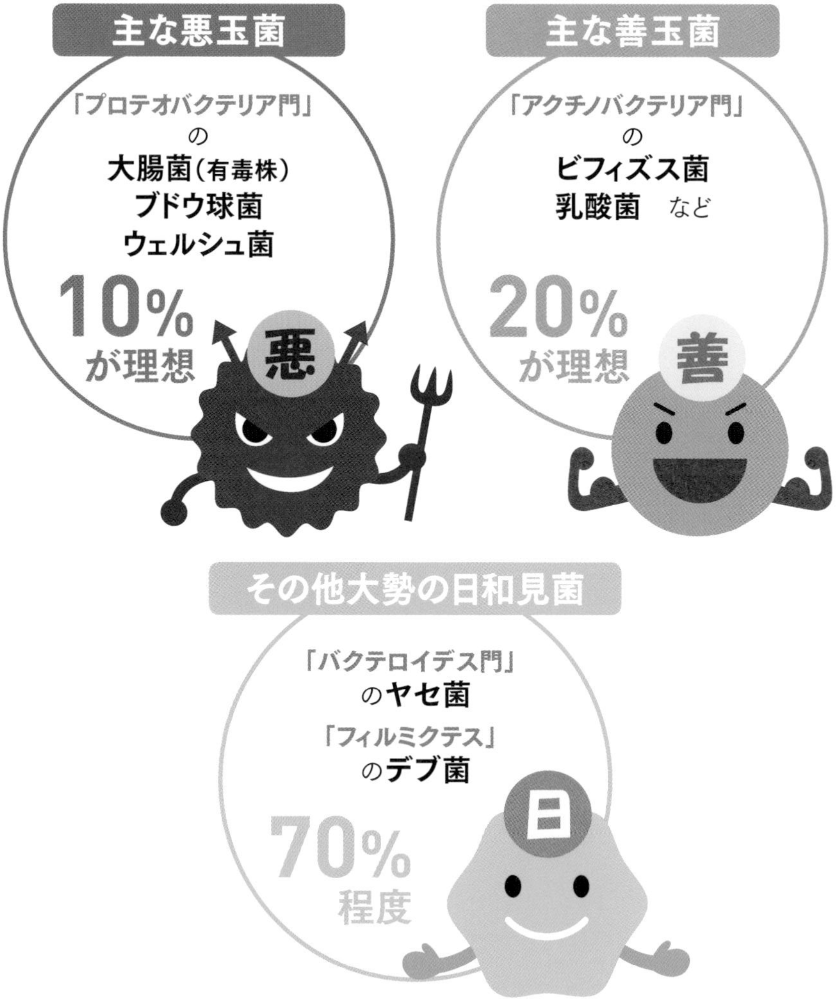
主な悪玉菌
「プロテオバクテリア門」
の
大腸菌（有毒株）
ブドウ球菌
ウェルシュ菌
10%
が理想
悪
主な善玉菌
「アクチノバクテリア門」
の
ビフィズス菌
乳酸菌　など
20%
が理想
善
その他大勢の日和見菌
「バクテロイデス門」
のヤセ菌
「フィルミクテス」
のデブ菌
70%
程度
日

腸内環境改善のための第一歩は
よい菌を腸に送り届けること！

腸内環境を整える方法のひとつが、**腸でよい働きをする菌を食べ物で直接送り込む**こと。ヨーグルトや発酵食品、ぬか漬けなどを食べるとそこに含まれる乳酸菌やビフィズス菌がダイレクトに腸に届きます。しかし、口から取り入れた菌が腸内にとどまるのは1日から長くても3日程度。ほとんどの菌は便と一緒に排出されてしまいます。このため、乳酸菌を含む食品はまとめてたくさんとるよりも、**毎日欠かさずとることが大切**です。

一口に乳酸菌といっても種類はとても多く、実は腸で生きて活動するのは、その人の腸内細菌と同じ菌だけ。腸内環境は3歳くらいまでに決まり、一生その菌を味方にして生きていきます。さまざまな菌を含むヨーグルトなどがありますが、**2週間程度続けてみて、相性のいい菌を見つける**ことが大切です。また、菌は生きたまま腸に届かなくても、腸内の常在菌を応援するので安心して。

乳酸菌やビフィズス菌の多い食品

腸にいい菌というと思い浮かぶ乳酸菌とビフィズス菌は、ちょっと違う性質を持ちます。ビフィズス菌は酸素を嫌うので、主に人や動物の腸内に存在し、食べ物を原料にして酢酸を生み出します。乳酸菌は、酸素のある場所でも増殖し、乳酸を作り出します。

動物性の発酵食品

乳酸菌やビフィズス菌を含む動物性発酵食品の代表は、ヨーグルトとチーズです。腸の調子をよくし、体調管理に役立つ食材として知られています。

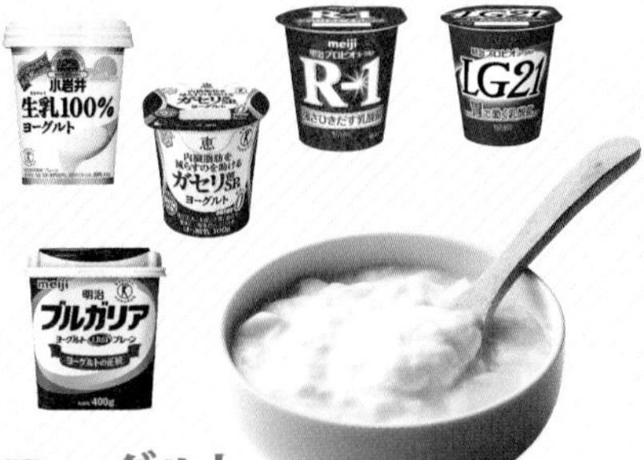

ヨーグルト

ヨーグルトには各製品ごとに独自の菌が配合され、異なる性質を持っている。しばらく同じものをとり続け、相性のいいものを探そう。

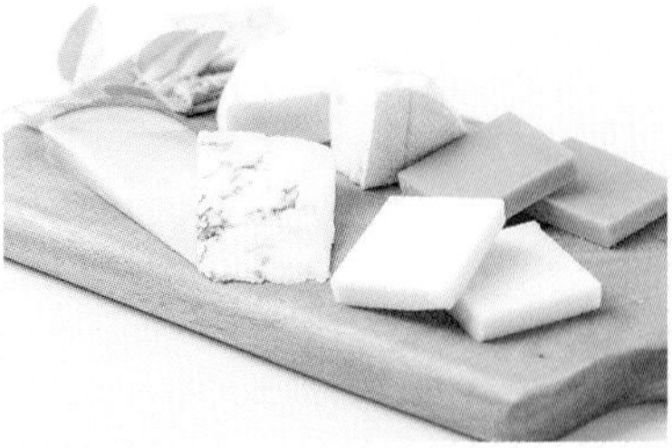

チーズ

チーズは牛乳などを発酵させて固めたもの。乳酸菌が豊富。ナチュラルチーズといわれる加熱していないものは、特におすすめ。

植物性の発酵食品

野菜や豆などの植物を発酵させたものが植物性発酵食品。代表はぬか漬けや野沢菜漬けなどの発酵を利用した漬け物。キムチも乳酸発酵漬けです。

キムチ

乳酸菌が多い。

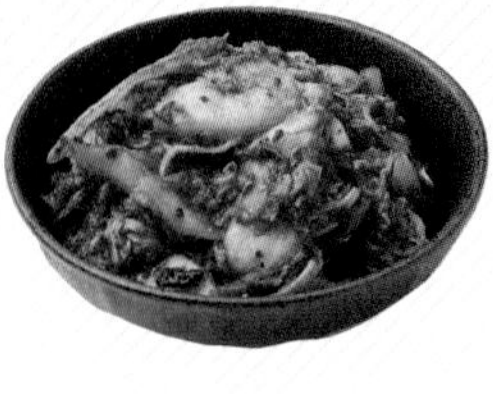

ぬか漬け

ぬか床に乳酸菌がすんでいる。

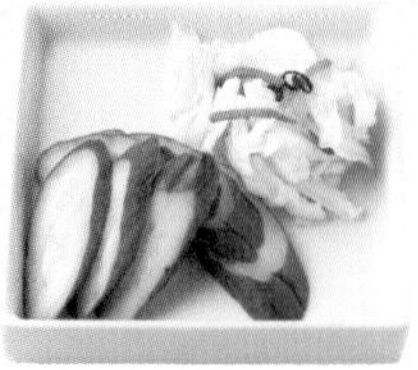

腸内の善玉菌を増やす第二の方法は、菌を増やす食物繊維やオリゴ糖をとる！

腸内の善玉菌やヤセ菌を増やすもうひとつの方法が、菌のエサになる食材を届けることです。善玉菌やヤセ菌の好物は食物繊維やオリゴ糖。**食物繊維には不溶性と水溶性があります**が、どちらも善玉菌の好物です。不溶性食物繊維は文字通り水に溶けない繊維で、さつまいもやごぼうの筋の部分などを思い浮かべてみるといいでしょう。水溶性食物繊維は、繊維という名前ですが、水に溶けているので、筋張った感じはありません。海藻やきのこのヌルヌルなどがその代表。山いもやオクラ、なめこのぬめりなども水溶性食物繊維です。

オリゴ糖とは、ブドウ糖のような単糖類、砂糖のような二糖類に比べ、少し結びつきが多く、でんぷんやデキストリンより少ない、**少糖類と呼ばれる種類の糖質**です。消化されにくいので腸まで届きやすく、熱にも強いのが特徴です。母乳に含まれることで知られ、野菜や果物にも多く含まれます。

腸内細菌のエサになる食品

腸内の善玉菌のエサになる食物繊維とオリゴ糖。たっぷり含む食材を紹介します。不溶性食物繊維と水溶性食物繊維はバランスよくとることが大切。どんな食材に多く含まれているかを覚えて。1日の目標は男性20g、女性18gです。

水溶性食物繊維を多く含む食品

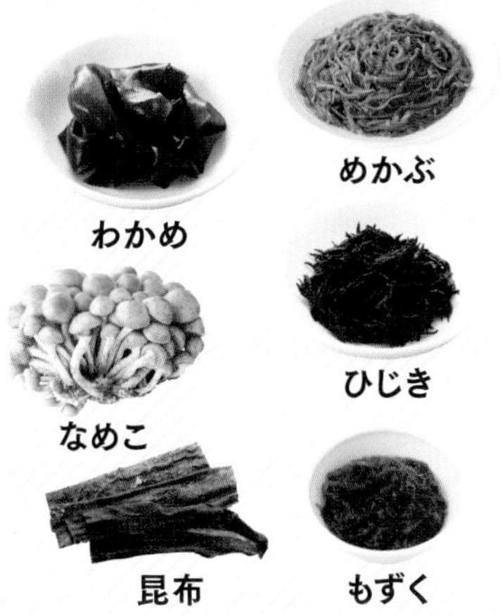
わかめ
めかぶ
なめこ
ひじき
昆布
もずく

不溶性食物繊維を多く含む食品

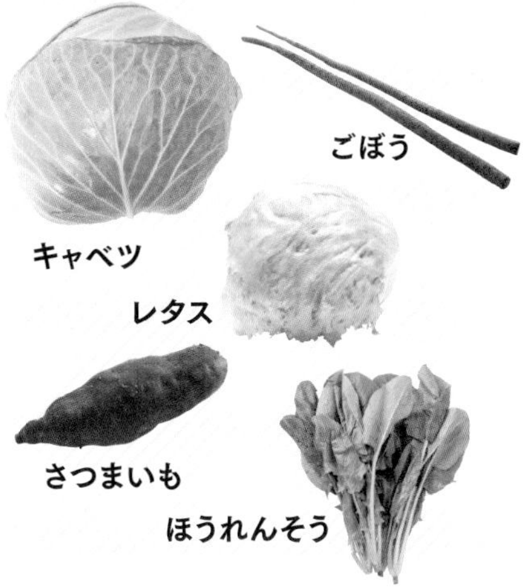
キャベツ
ごぼう
レタス
さつまいも
ほうれんそう

オリゴ糖を多く含む食品

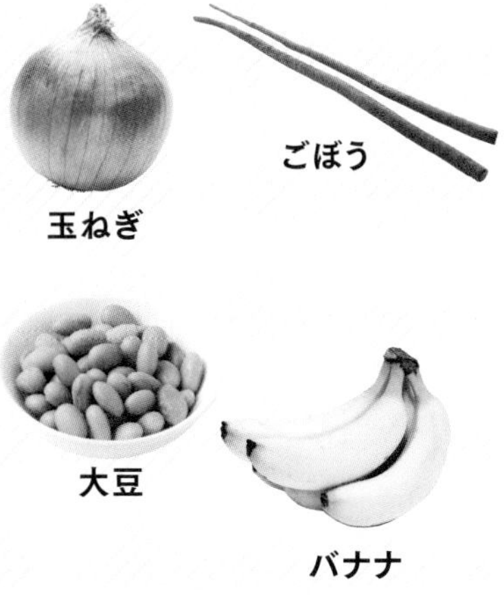
玉ねぎ
ごぼう
大豆
バナナ

水溶性、不溶性食物繊維の両方を多く含む食品

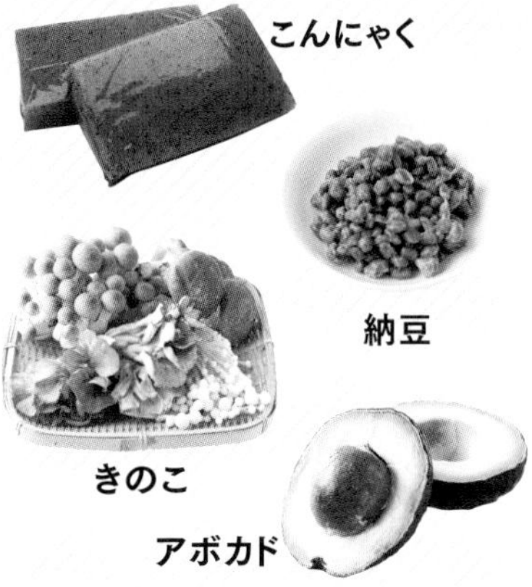
こんにゃく
納豆
きのこ
アボカド

活性酸素を取り除く抗酸化作用のある
ポリフェノールやカロテノイドを！

老化を防ぎ、健康を維持するには、体内の活性酸素を減らすことも重要です。その**活性酸素の発生を防いだり、無害化したり、活性酸素そのものを取り除く**働きを持つのが抗酸化物質で、ポリフェノールやカロテノイドがあります。

抗酸化成分を多く含む食品を左ページで紹介していますが、ブルーベリーなどに含まれるアントシアニンや食材のアクに含まれるタンニン、チョコレートのカカオポリフェノール、コーヒーのクロロゲン酸、ごまのセサミノールなどもこの仲間。赤ぶどうや赤ワインの赤い色素はレスベラトロールという長寿遺伝子にかかわるとされています。

カロテノイドは、緑黄色野菜や果物などに含まれるβ-カロテンやリコピン、**えびやかになどの甲殻類や鮭・ます**などの魚類が持つアスタキサンチンなども知られています。こうした食品をバランスよく組み合わせましょう。

酸化を防ぐ成分を含む野菜など

活性酸素の悪影響を防ぐポリフェノールやカロテノイドを多く含む食材です。野菜や果物など植物性の食品に多く、植物由来の有効成分ということでフィトケミカルと呼ばれることもあります。

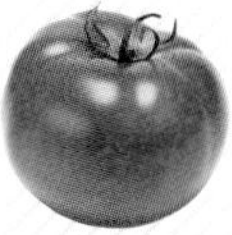

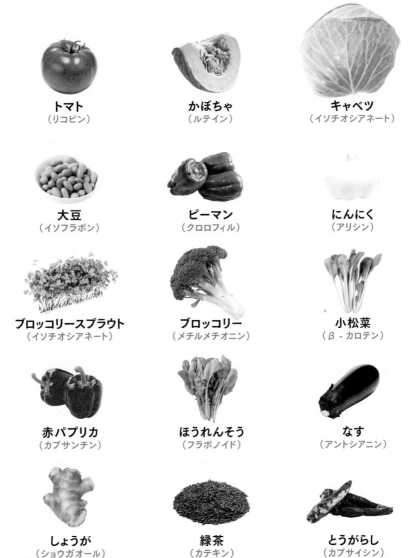

トマト
（リコピン）

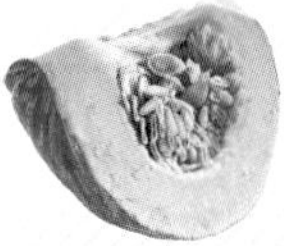

かぼちゃ
（ルテイン）

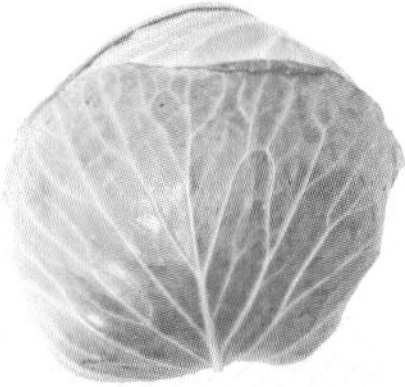

キャベツ
（イソチオシアネート）

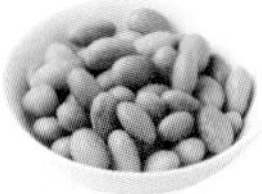

大豆
（イソフラボン）

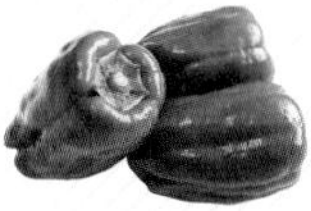

ピーマン
（クロロフィル）

にんにく
（アリシン）

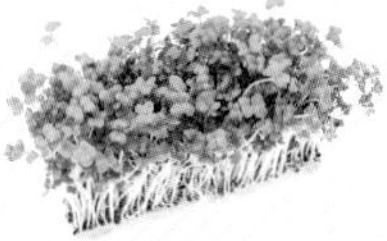

ブロッコリースプラウト
（イソチオシアネート）

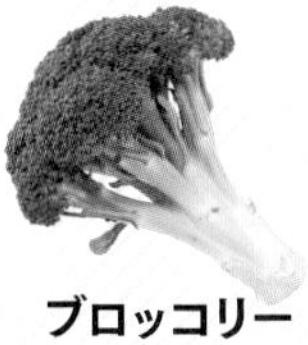

ブロッコリー
（メチルメチオニン）

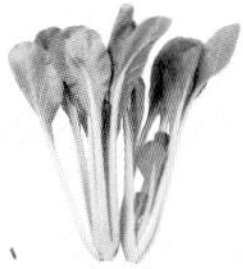

小松菜
（β - カロテン）

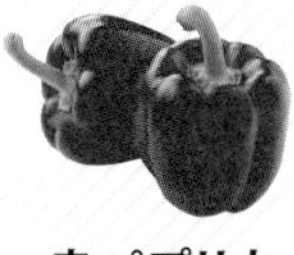

赤パプリカ
（カプサンチン）

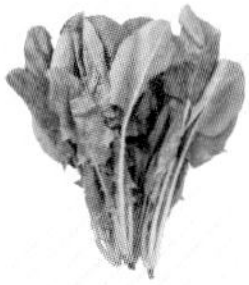

ほうれんそう
（フラボノイド）

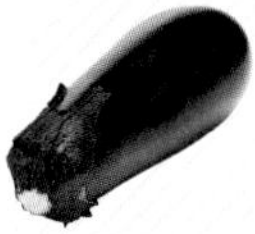

なす
（アントシアニン）

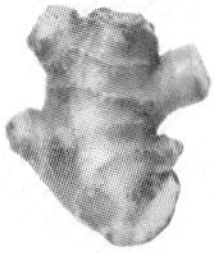

しょうが
（ショウガオール）

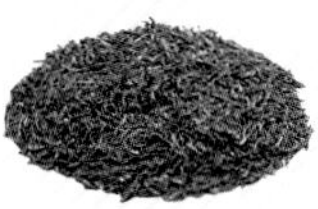

緑茶
（カテキン）

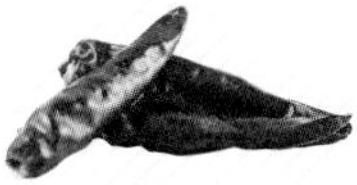

とうがらし
（カプサイシン）

腸内に短鎖脂肪酸を増やすことで腸も全身の健康も保つことができる

腸内の善玉菌やヤセ菌が食物繊維やオリゴ糖を分解、発酵するときに生まれる**酢酸、酪酸、プロピオン酸を総称して短鎖脂肪酸**と呼びます。腸内を弱酸性にして悪玉菌の増殖を抑えたり、善玉菌が活動しやすくしたり、腸の運動を活発化します。それだけでなく、炎症を抑える効果もあり、このことから、毒素などで腸の壁に穴が空き、本来は腸内にあるべき菌などが血液中に流れ出してしまう**「腸もれ」（リーキーガット症候群）を防ぐ**働きも認められています。これまであまり目を向けられなかった小腸の健康も守るのです。

さらに、短鎖脂肪酸が**腸壁から吸収されて全身に送られる**ことでさまざまな働きをします。腸壁はもちろん体の炎症を抑えたり、脂肪が蓄積するのを防ぎ、燃焼を活発にしたり、インシュリンの分泌を促して糖尿病を予防する作用もあります。酢は酢酸が成分。酢を料理に使うことでも短鎖脂肪酸が補えます。

短鎖脂肪酸の仕組みと働き

ヤセ菌が食物繊維やオリゴ糖から作り出す短鎖脂肪酸。健康への影響を図解してみましょう。ヤセ菌は食物繊維やオリゴ糖を分解して短鎖脂肪酸を生み出し、腸の内壁を守り、理想的な弱酸性の環境を維持します。

食物繊維
キャベツ
きのこ
わかめ
オリゴ糖
玉ねぎ
日
ヤセ菌
短鎖脂肪酸
腸内で
● 腸の動きをよくする
● 粘膜を保護する
● 腸内細菌バランスをよくする
全身に届いて
● 肥満を解消
● 血糖値を改善
● 炎症を抑制

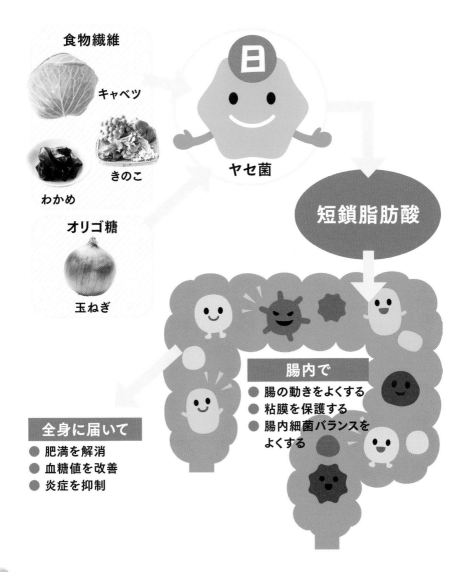

糖尿病のメカニズムはシンプル。糖質を控えることで合併症も防げる

糖質をとると、**血液中のブドウ糖の量が増えます**が、膵臓からインシュリンというホルモンが分泌され、糖を脂肪に変えることで血糖値を正常に保ちます。しかし、**処理しきれない糖がいつまでも血液中にあるのが糖尿病。**やがて膵臓が疲れてインシュリンの出が悪くなってしまう悪循環に。

さらに糖がいつまでも血液中にあると、**たんぱく質と結びついて糖化を起こします。**血糖が出合う最初のたんぱく質は血管の内側の内皮細胞です。糖化で血管がもろくなり、ケガをすると治りにくくなったり、腎臓や眼の毛細血管が壊れて網膜症や腎症を起こすのはこのためです。

そうなる前に、血糖値を上げない食生活に切り替えることが大切です。最も重要なのは**糖の摂取を控えること。**一番の食事療法はカロリー重視ではなく、糖質を減らしてその分野菜やたんぱく質をとることなのです。

良質なたんぱく質をとる

血糖値を上げないためには、ずばり糖質をとりすぎないことです。日本人の食生活では、ご飯とおかずという組み合わせが多いですが、ご飯やパンなどの主食は1日1食程度に。その分たんぱく質をとり、脂質は適度に。

たんぱく質が豊富なおすすめ食品

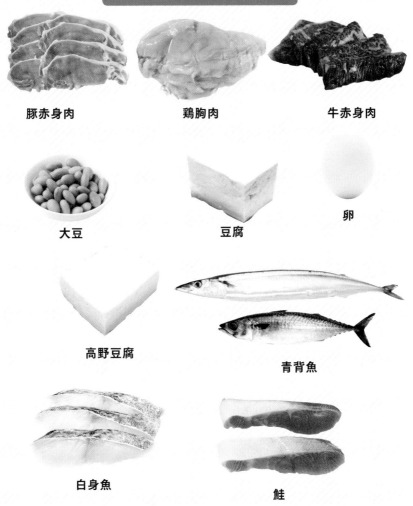

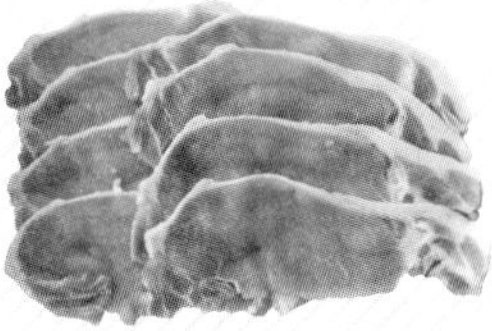
豚赤身肉

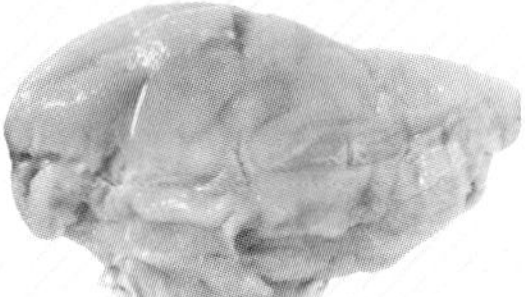
鶏胸肉

牛赤身肉

大豆

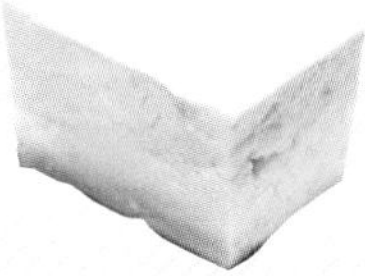
豆腐

卵

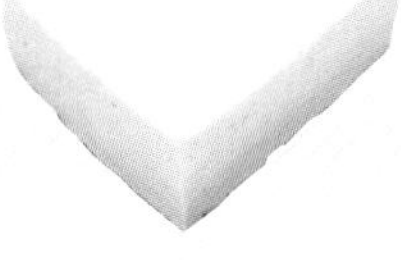
高野豆腐

青背魚

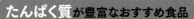

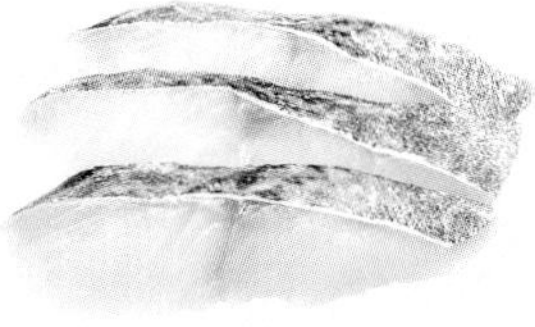
白身魚

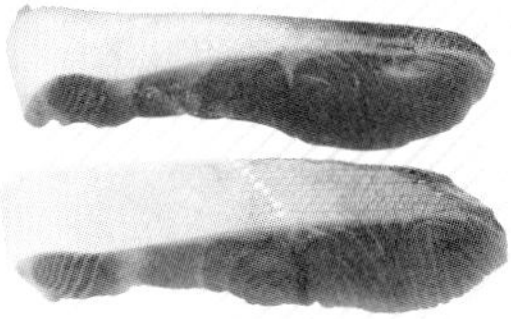
鮭

糖尿病にも肥満にも重要なのは糖の質。ポイントは血糖値の上昇スピード

糖尿病や高血圧とともに、気になるのが肥満や脂質異常症です。とりすぎた糖がインシュリンによって脂肪に変換され、**血液中に脂肪が増えると中性脂肪値が上がります。**やがて体脂肪として蓄えられることから、**肥満になる**のです。ですから、まだ**糖尿病ではなくても、肥満や肥満に基づく生活習慣病が気になる人は糖のとり方には注意**が必要です。

血糖値が上がるスピードは、糖質の量だけでなく、含まれる食物繊維や糖の質によっても違います。これを示すのが左ページで紹介するＧＩ値（グリセミック・インデックス）で、数値が高いものほど血糖値を上げやすいことを示します。血糖値の急上昇を抑えれば、糖は順にエネルギーとして使われるので、急いで脂肪に変えられることなく、中性脂肪値も上がりません。**糖をコントロールすると、糖尿病だけでなく肥満を防ぐ**こともできます。

糖の吸収の速さを示すGI値

糖質が含まれる食品で、糖の吸収の速さを示す目安となるのが「GI値」で、その食品が体内で糖に変わり血糖値が上昇するスピードを、ブドウ糖をとったときの血糖値上昇率を100として、相対的に表された数値です。

GI値が高い

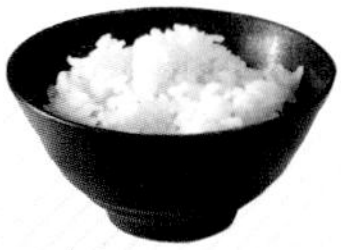
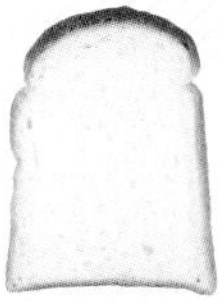

GI値が70以上の主な食品

白米ご飯	81	食パン	95
もち	80	ロールパンなど白いパン	83
うどん	85		
じゃがいも	90	せんべい	81
山いも	75	にんじん	81
とうもろこし	70		

※GI値が高い食品を食べる時は、他の食品のGI値を下げる効果のある「酢」や「食物繊維」「乳製品」「大豆類」を合わせてとりましょう。

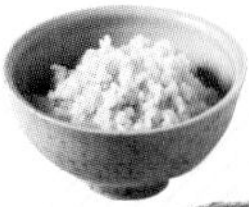

GI値が56-69の主な食品

パスタ	65	パイナップル	66
キウイ	58	長いも	65

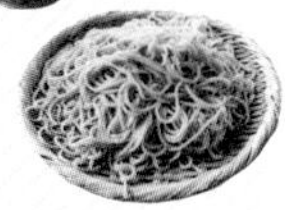
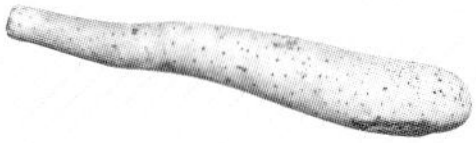
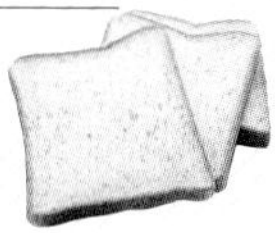

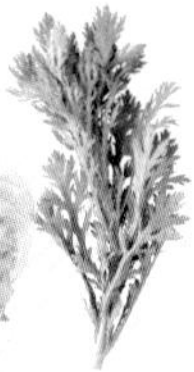

GI値が55以下の主な食品

そば	54	雑穀ご飯	54
春雨	30	全粒粉パン	50
発芽玄米	50	ライ麦パン	55
こんにゃく	24	りんご	36
しいたけ	28		

にんじんやトマト、いも類を除く野菜類

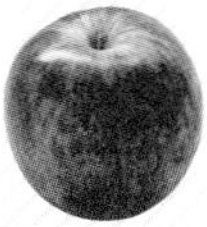

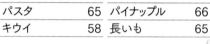

GI値が低い

高血圧の最大の原因は塩分のとりすぎ。減塩とともに塩分の吸収を抑える

血圧とは、血液が流れるときに血管にかかる圧力のことです。心臓が収縮して**血液を送り出すときに最も圧力がかかり、これを最高血圧**と呼びます。逆に**心臓が広がるときには圧力が下がります。これが最低血圧**です。このどちらか、または両方が高いことを高血圧といいます。塩分のとりすぎが高血圧の直接の原因。食事からとった塩分は血液に吸収され、浸透圧によって血管内に水分を取り込み、血液の量が増えて血管の内側から圧力がかかるためです。

基本的に**塩分の摂取を控えることが大切**ですが、同時に、圧力に耐える丈夫な血管にすることも重要。糖化による血管の老化を防ぐことでも、脳出血などの血管事故を防ぐことができます。また塩分の種類も大切。**カリウムには血圧を下げる働き**があるので、ミネラル豊富な天然の塩がおすすめ。みそのような発酵食品も血圧を上げにくくし、塩分を排出する成分が含まれています。

調味料別の塩分量

一口に塩分といっても、食塩と、みそやしょうゆでは同じ量でも血圧への影響は違います。また同時に食べる食材で、塩分の吸収率が変わることもわかっています。塩よりも、みそやしょうゆから塩分をとるのがおすすめです。

基本的な調味料小さじ1の塩分量

濃口しょうゆ=約1g

精製塩=約6g

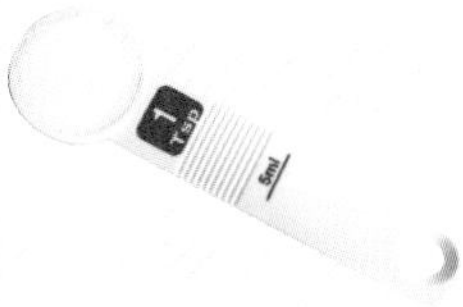

天然塩=約5g

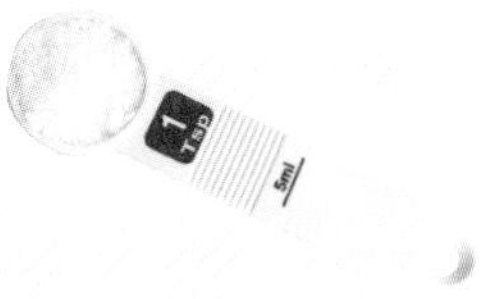

酢=0g

辛みそ=約0.7g

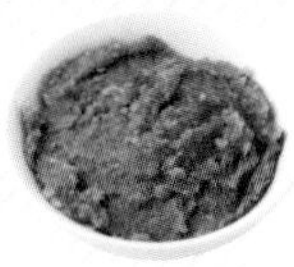

その他の調味料小さじ1の塩分量

（およその量）

薄口しょうゆ	1.0g	中濃ソース	0.4g
白みそ	0.4g	とんかつソース	0.4g
赤みそ	0.8g	マヨネーズ	0.1g
めんつゆ（3倍濃縮）	0.5g	トマトケチャップ	0.2g
ポン酢しょうゆ	0.5g	顆粒スープのもと	1.3g
ウスターソース	0.5g	豆板醤	1.2g

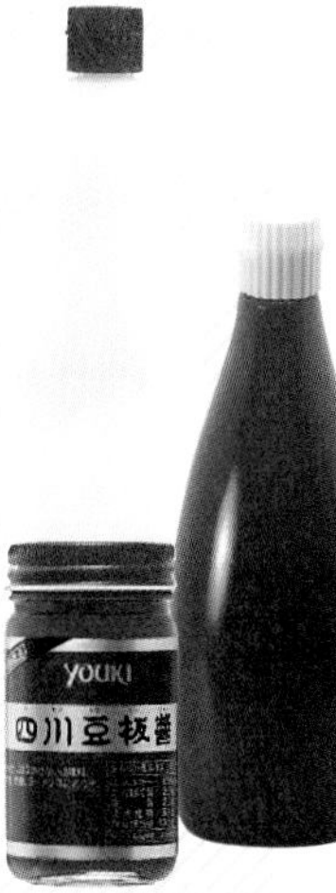

糖がたんぱく質と結びつく糖化で細胞を老化させる終末糖化産物発生！

酸化と並んで、老化を促進するのが糖化です。血液中の余分な**糖が細胞などのたんぱく質と結びつくと、ヘモグロビンＡ１ｃ**という物質になり、時間が経つと**「終末糖化産物（ＡＧＥｓ）」**に変わって細胞を劣化させます。するとコラーゲンやエラスチンといったたんぱく質の組織が弾力性を失い、もろくなってしまうのです。細胞が焦げたような状態になるともいいます。

糖化を防ぐ最大の方法は、血糖値が急上昇して余分な行き場を失った糖が血液中でたんぱく質と結びつかないようにすることです。食事の最初にキャベツなどの食物繊維をとり、糖質の多い食材を控えめにすることが重要です。

また、焼く、揚げるといった**加熱によってもたんぱく質が変性**して終末糖化産物が生まれます。焦げ目がつくほど焼いたり、しっかり揚げた料理は、終末糖化産物を食べていることになるので、できるだけ減らしましょう。

糖化を抑える食べ方のコツ

体内での糖化を防ぐためには糖のとりすぎを控え、血糖と細胞の結合を少なくすることが大切。さらに、加熱によって糖とたんぱく質が結びついた食材も避けたいもの。最も糖化の少ないのは生。最も糖化しているのは揚げ物です。

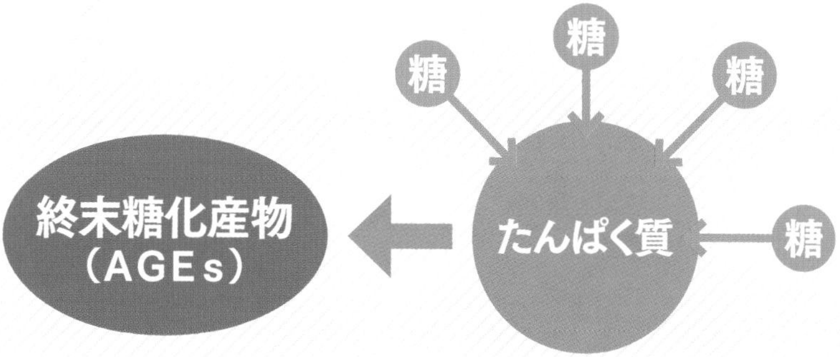
糖
糖
糖
糖
たんぱく質
終末糖化産物
（AGEs）

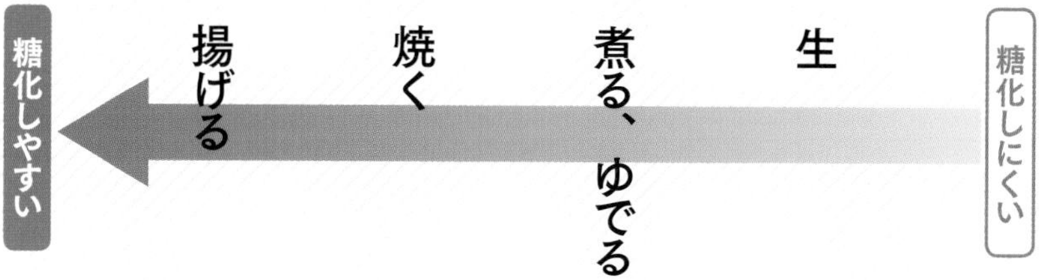
糖化しやすい
揚げる
焼く
煮る、ゆでる
生
糖化しにくい

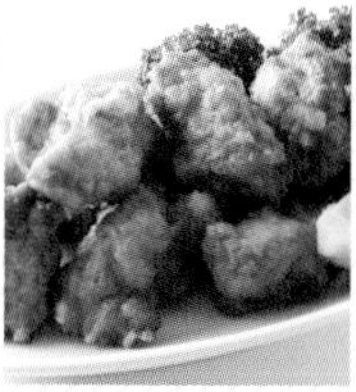

唐揚げやフライなどの揚げ物が最も終末糖化産物を多く含む調理法。

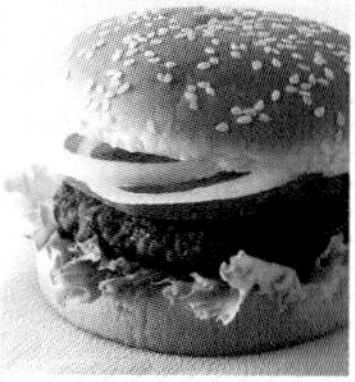

焼く調理も糖化が進む。ハンバーガーなどは、バンズの炭水化物でダブルパンチ。

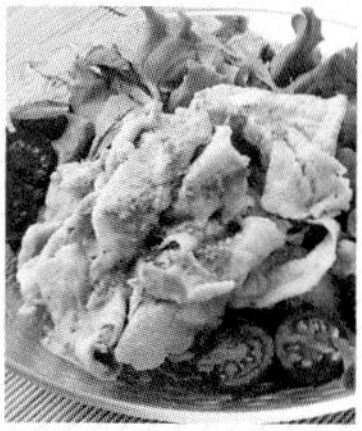

肉は焼くよりも煮る、ゆでる調理がいい。ほとんど糖化が起こらない。

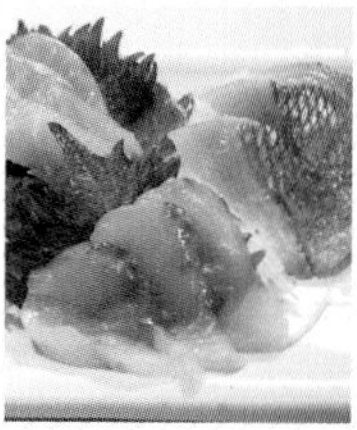

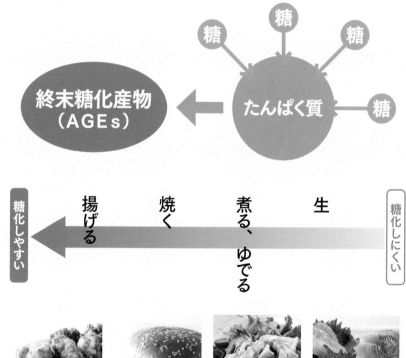

最もおすすめは生で食べること。サラダや刺し身はほとんど糖化していない。

本書のレシピページの使い方

PART3からPART6までの具体的なキャベツレシピのページの見方を紹介します。レシピ選びや調理の際の参考にしてください。

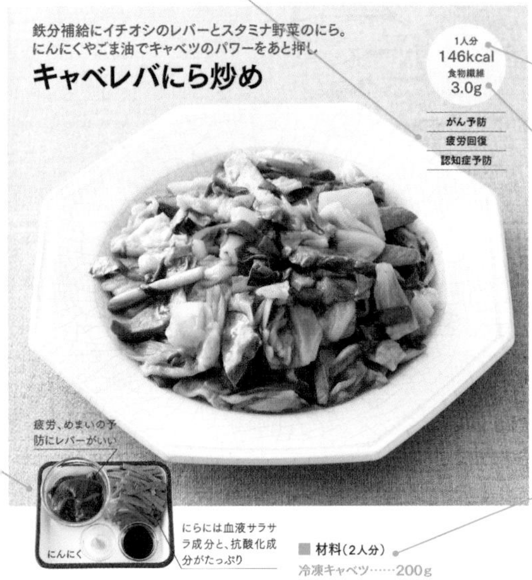

鉄分補給にイチオシのレバーとスタミナ野菜のにら。
にんにくやごま油でキャベツのパワーをあと押し

キャベレバにら炒め

1人分
146kcal
食物繊維
3.0g

がん予防
疲労回復
認知症予防

疲労、めまいの予防にレバーがいい
にんにく
にらには血液サラサラ成分と、抗酸化成分がたっぷり

■ 材料（2人分）

冷凍キャベツ……200g
豚レバー……100g
A | おろしにんにく……1/2かけ分
　 | 塩、こしょう……各少量
にら……1/2束
ごま油……小さじ2
B | オイスターソース……小さじ2
　 | しょうゆ……小さじ1
　 | 砂糖……小さじ1/2
　 | 塩、こしょう……各少量
片栗粉……小さじ1/4

■ 作り方

1 レバーは一口大に切り、**A**で下味をつける。にらは5～6cm長さに切る。
2 フライパンにごま油小さじ1を熱し、レバーを炒め、一度取り出す。
3 残りのごま油を足して凍ったままのキャベツを炒め、しんなりしたら**2**を戻し入れ、にらを加えて炒め合わせる。よく混ぜた**B**で調味し、片栗粉を倍量の水で溶いて回し入れ、さっと炒めて仕上げる。

100

カロリー

1人分のカロリーを表示しています。

食物繊維

1人分の食物繊維の量を表示しています。

材料

2人分を基本にし、作りおきや、まとめて作ったほうがいいレシピには、それぞれに記載してあります。野菜の量は目安で表示しています。

保存
冷蔵室で
3日

作り方

基本の作り方を紹介しています。加熱の加減、水分量などは、様子を見ながら調整してください。その他はキャベツが好みのやわらかさになるのを確認して火を止めましょう。

保存

作りおきなど、まとめて調理して保存するものについては、保存方法と保存期間の目安を記載しています。清潔な保存容器を使用し、取り出すときには清潔な箸などを使用します。季節や素材によって変化するので確認して食べてください。

腸内環境改善

腸内細菌のエサになる食物繊維や、オリゴ糖を多く含むレシピです。

血管強化

血管にいいEPAや、血管の材料になるたんぱく質が多いレシピです。

認知症予防

脳の働きをよくするDHAや、脳の毛細血管にいい成分が多いレシピです。

疲労回復

ビタミンB_1、アスパラギン酸、オルニチン、タウリンほか、アミノ酸などが豊富レシピです。

老化防止

短鎖脂肪酸が多く生み出され、抗酸化作用の高い成分が多いレシピです。

がん予防

抗酸化作用の高い緑黄色野菜や、きのこなどをたっぷり使ったレシピです。

免疫力アップ

水溶性食物繊維の豊富な食材や、β-グルカン、抗酸化成分の多いレシピです。

更年期対策

女性ホルモンのエストロゲンに似た働きをするイソフラボンが豊富なレシピです。

肥満解消

特に低カロリーで満足感があり、たっぷり食べてもカロリーが気にならないレシピです。

精神安定

神経伝達物質の分泌をよくしたり、リラックス効果のあるGABAを多く含むレシピです。

レシピの健康効果について

本書のレシピはすべて、血糖値の急上昇や、血圧の上昇を抑え、肥満を解消する効果のある食材や調理法です。特に期待できる効果には左のような記載をしています。

食材や調理のポイント

レシピに使われている主な食材の健康効果や特色、使い方ポイントなどを紹介しています。

- 1カップは200mℓ、大さじ1は15mℓ、小さじ1は5mℓです。米1合は180mℓです。
- 特に指定がない場合、砂糖は上白糖、塩は自然の塩、しょうゆは濃口しょうゆ、みそは米みその淡色辛みそ、酢は穀物酢を使用しています。みそや酢は好みのものを使用して構いません。
- 火加減は特に記載がない場合、中火で加熱します。
- 電子レンジの加熱時間は500wを基準にしています。600wの場合は0.8倍を目安に調整してください。

キャベツの切り方講座

キャベツは切り方で全く違う食感が味わえます。本書のレシピはもちろん、生で食べるときにも活用できるキャベツの切り方を紹介します。特にPART4のキャベツの作りおきでは、紹介している切り方以外にも、目先を変えるとおいしく食べられるものも。

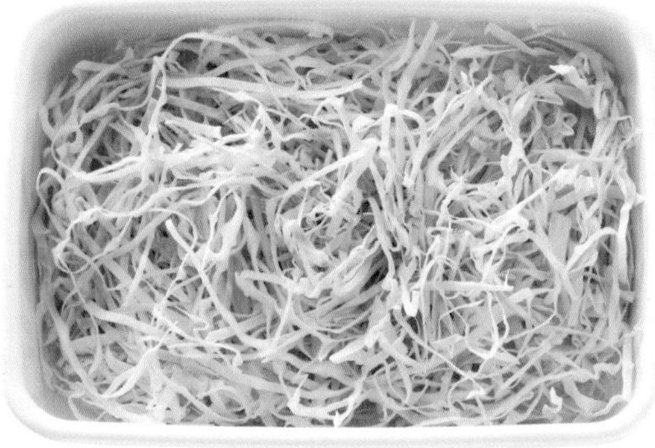

せん切り

できるだけ細く切る切り方で、生食でよく使われます。揚げ物に添えたり、ご飯代わりにすることもできます。ここでは洗ったキャベツをせん切りにする方法を紹介します。

1 はがしたキャベツ数枚を重ねて丸め、左手でしっかりと押さえて端から細く刻んでいく。
2 キャベツの繊維に沿って切るとパリッと、繊維を断ち切るように切るとやわらかい口当たりに。

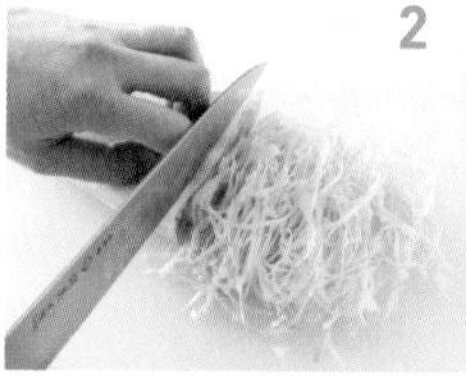

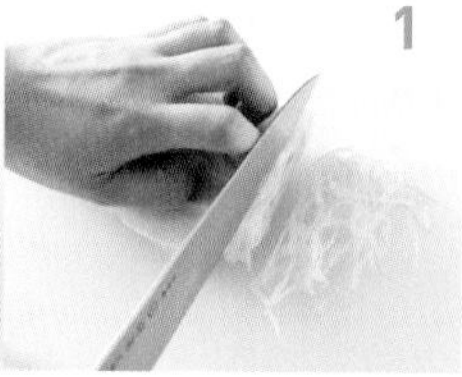

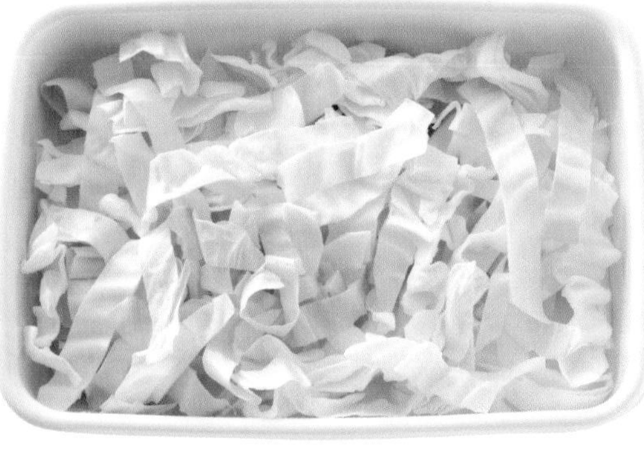

細切り

せん切りに比べて簡単で気楽な切り方です。はがしたキャベツ数枚を重ねて丸め、端から1～2㎝幅に切ります。やわらかくするには繊維を断ち切るように切るといいでしょう。

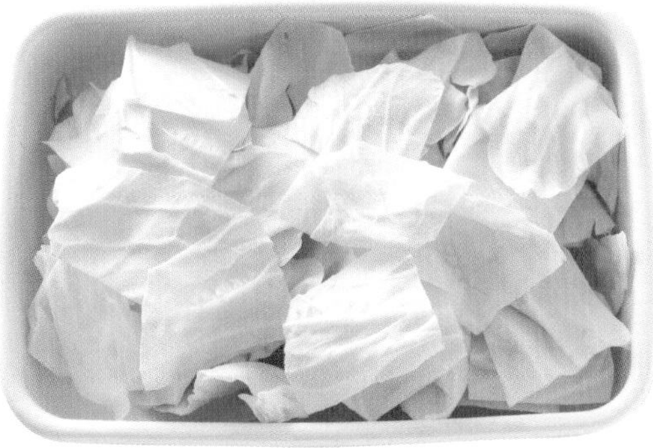

ざく切り

炒め物などで存在感を残したいときに向く切り方です。はがしたキャベツを数枚重ねて平らに置き、まず3～4㎝幅に切り、方向をそろえて重ねて、四角く切っていきます。

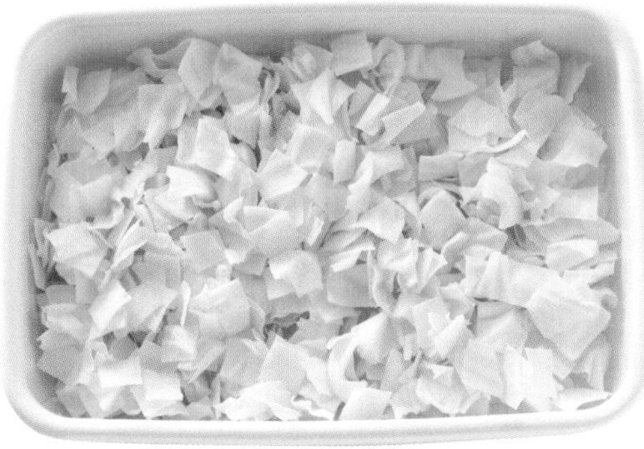

色紙切り

小さめなので食べやすく、味もなじみやすい切り方で、コールスローや、スープの具などに向きます。細切りの要領で1～2㎝幅に切り、方向をそろえて1～2㎝角に切っていきます。

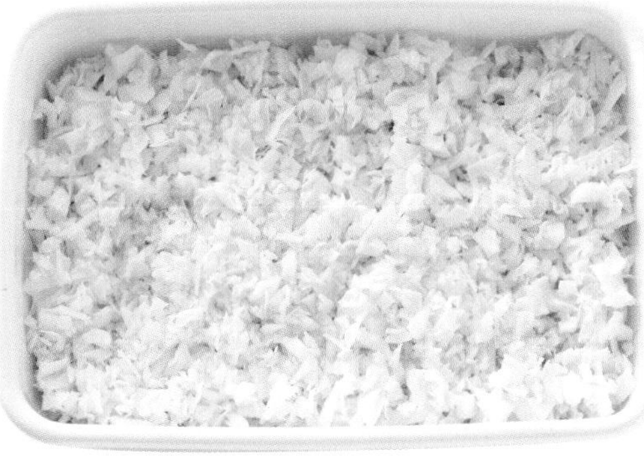

みじん切り

細かく刻んで存在を感じさせない切り方です。ハンバーグや肉だんごに混ぜ込むかさ増しにも便利。まずせん切りにして方向をそろえ、端から細かく切ります。チョッパーなどを活用しても。

キャベツ調理時短ワザ

キャベツの調理で一番たいへんなのは切ることといってもいいくらいです。洗って重ねて切る手間を省く時短調理のワザを紹介します。芯を食べるかどうかは好みで。手間がかかるからと食べないよりも、ちょっと手抜きでもこまめに食べることをおすすめしたい。

せん切りに便利なスライサー

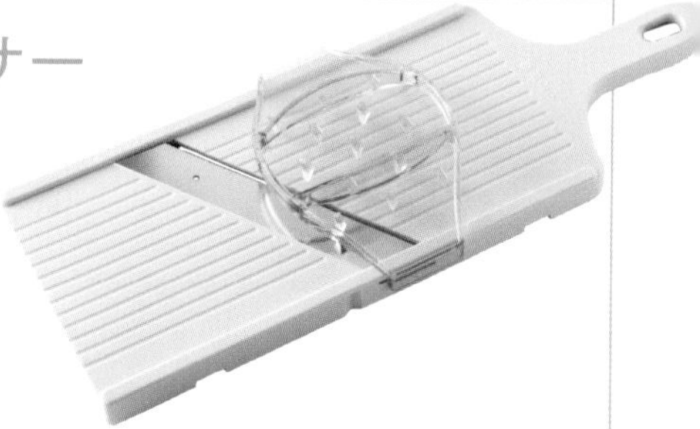

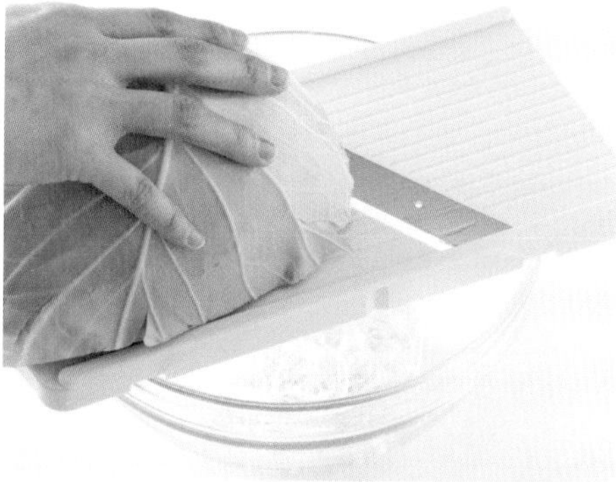

野菜の薄切りでおなじみのスライサーですが、キャベツのせん切りができる幅の広い大型のものがあります。これならキャベツをはがさず、まるごとスイスイせん切りにできます。保護用のホルダーが付いているので最後までムダなくスライスできます。刃は一方向についているので、キャベツは押すときに切れます。

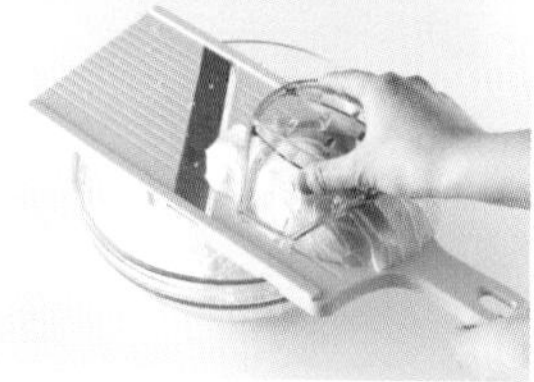

ホルダーを付けたらスライサーと平行に動かすように意識すること。

収納にも便利なキャベツピーラー

通常の皮むき用ピーラーを一回り大きくしたようなキャベツピーラー。キャベツを端からせん切りにできます。芯が出てきたらその部分を切り落とすと繊細なせん切りに。

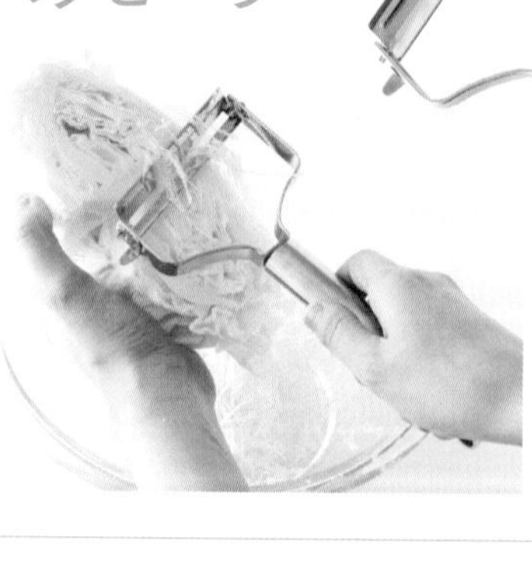

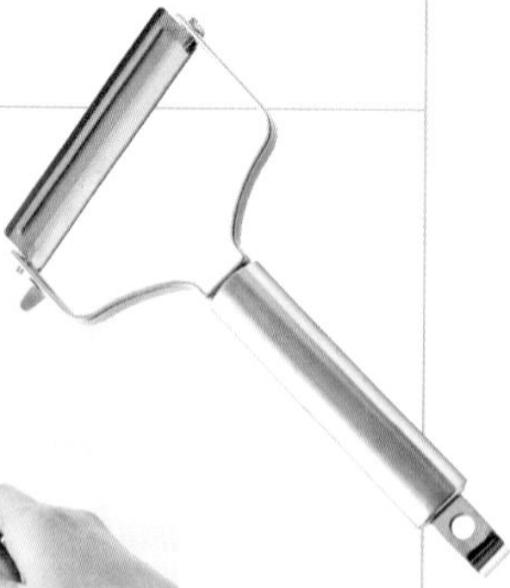

キャベツは洗う?

キャベツは洗う派?　洗わない派? キャベツは内側が成長するので、外葉を数枚はがせば農薬や汚れは落とせますが、青虫などがいることも。できれば洗って食べましょう。葉をはがし、洗って切るのがおすすめですが、スライサーやピーラーで切った場合には、せん切りをさっと水洗いし、できるだけ早く水から取り出します。

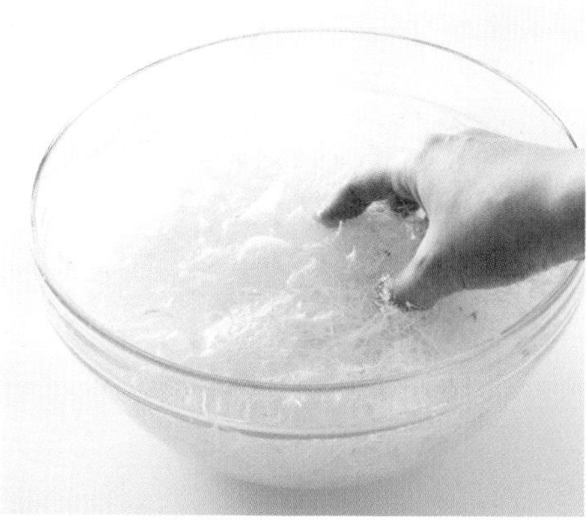

キャベツの保存

葉を1枚ずつはがすほうが日持ちします。はがした残りは新聞紙に包んだり、ポリ袋に入れて冷蔵庫の野菜室で保存。半分や1/4に切ったキャベツは切り口から傷むので、ラップで全体をぴっちり包むか、切り口に貼ってからポリ袋に入れます。

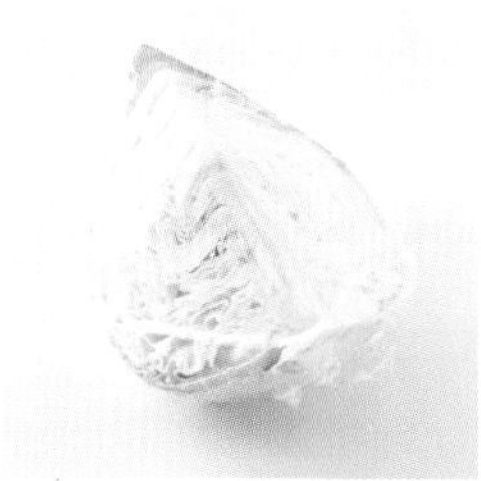

切り口にラップを密着させるのがポイント。

まるごとポリ袋に入れて野菜室へ入れてもいい。

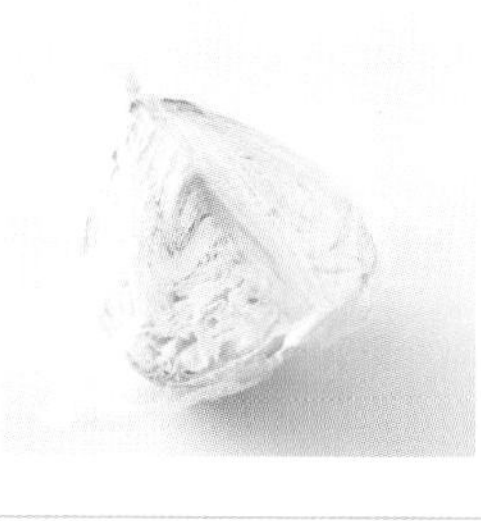

キャベツの水きりに便利なサラダスピナー

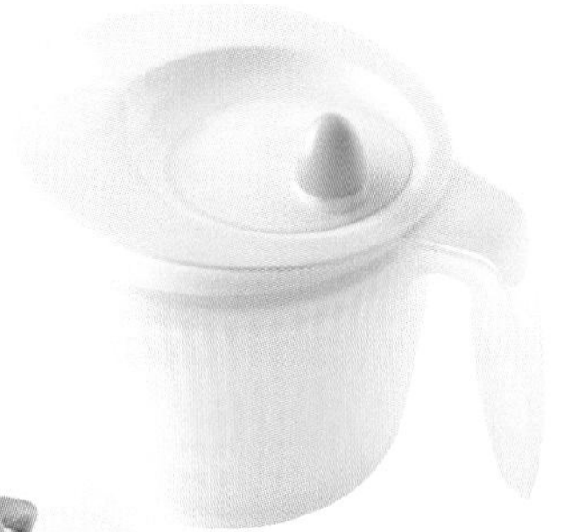

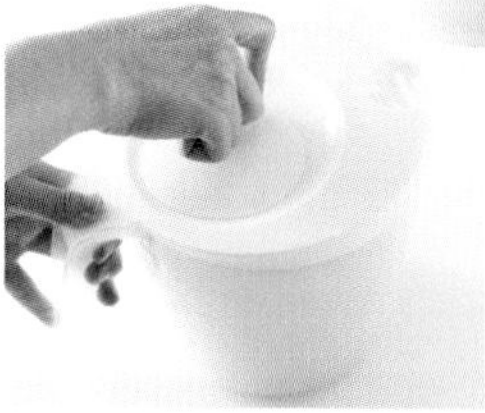

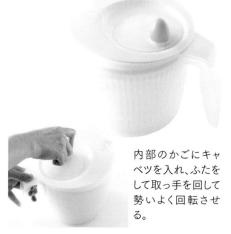

内部のかごにキャベツを入れ、ふたをして取っ手を回して勢いよく回転させる。

切ってから洗ったキャベツの水きりに便利なのが遠心力を使って水気を飛ばすサラダスピナー。大きなタイプでは、中心の水が飛びにくいので、途中で一度混ぜるとしっかり水気がきれます。取っ手を回転させるタイプの他、中央のボタンを押すと内部が回転するタイプもあります。

Column

キャベツの芯は……

キャベツの芯はかたくて厚みがあるので、取ったほうが仕上がりがきれいです。
でも、芯にも栄養素がたっぷり含まれています。
どちらがいいかは好みでOK。切り落とした場合は、芯を使って一品作って！

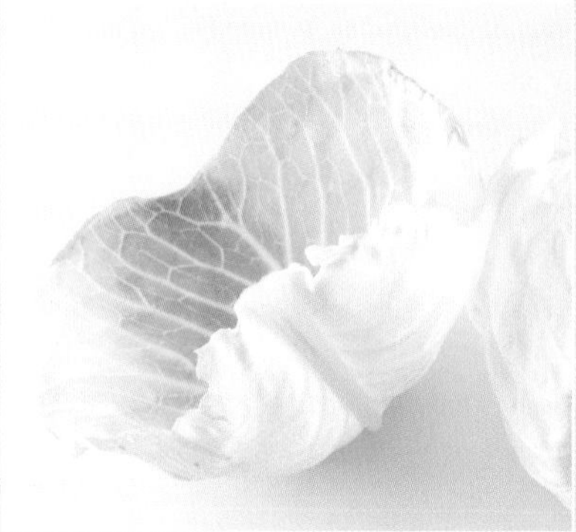

芯を取るなら

キャベツの芯を取りたい場合は、1枚ずつ葉をはがし、広げて芯に沿って三角に切り落とします。ロールキャベツにする場合などは、完全に切り落とさず、盛り上がっている部分だけそぎ落とすとていねい。きれいに包むことができます。

取らなくてもOK

細いせん切りを作るのはかなりのテクニックが必要。重ねて切るよりかたまりのキャベツを端から切ったほうがきれいに切れるという人も。それなら芯は取らなくても大丈夫。芯の部分は少し厚めになりますが、気にしない。切ったあとは洗ったほうがベター（p57参照）。

取った芯もムダなく

切り取った芯は捨てずにもう一品に。芯を斜め薄切りにして厚みをそろえ、油で熱してさっと炒め、しょうゆ、みりんで味をととのえればあっという間にキャベツのきんぴらに。芯の甘みが生きていておいしい。

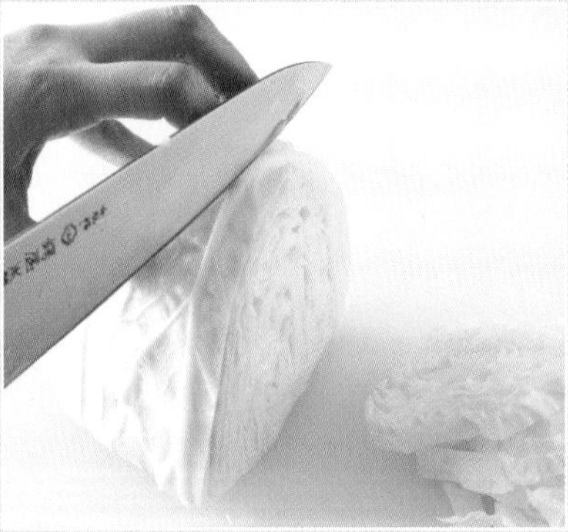

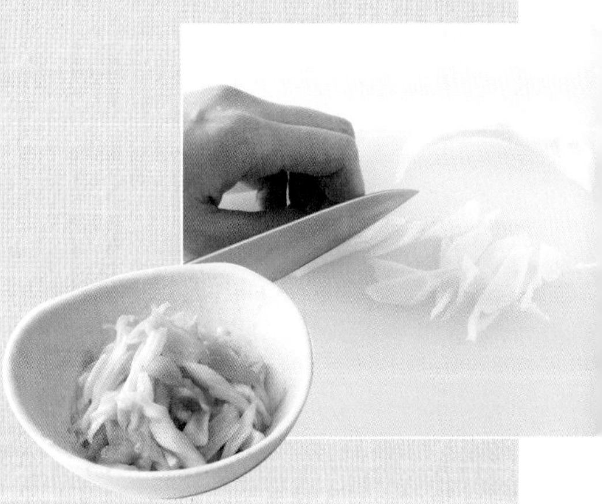

PART 3

湯通し＆レンジでチン！

無限キャベツレシピ

生のキャベツがちょっと苦手という人、
パリパリしていて食べにくいという人におすすめなのが、
さっと加熱してしっとりやわらかく食べる無限キャベツ。
繊維が断ち切られて消化や吸収がよくなり、
栄養素の損失は少なく、シンプルなのでアレンジ自在。

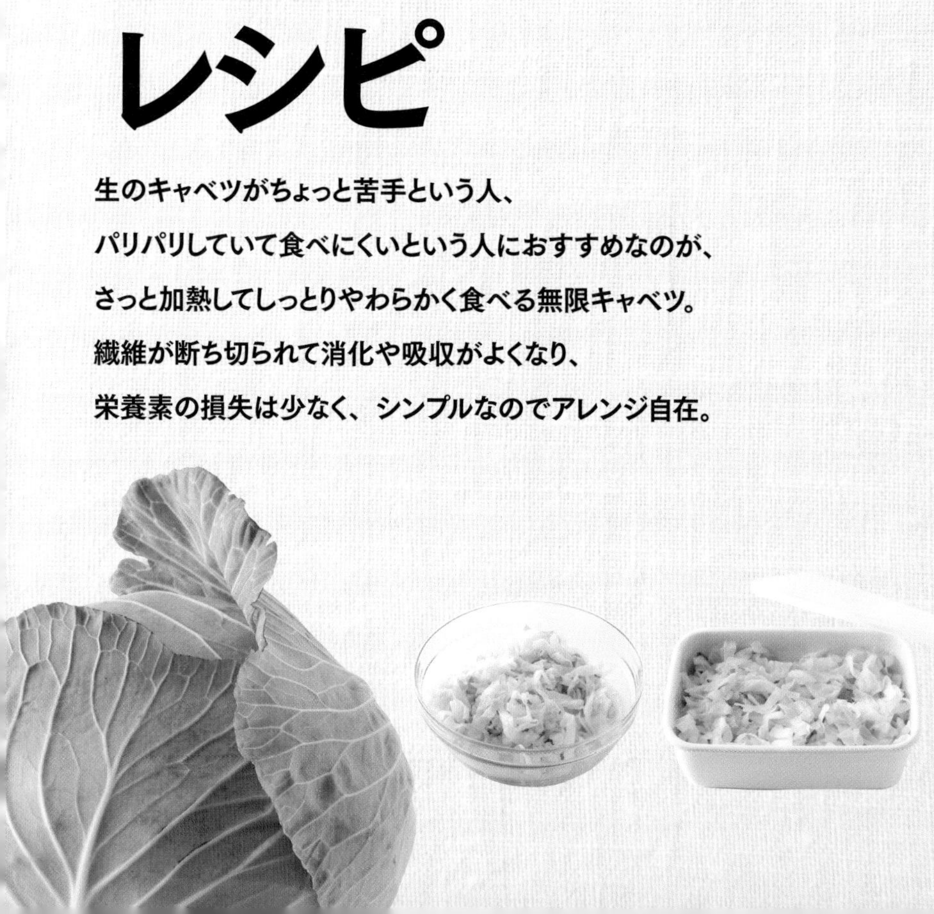

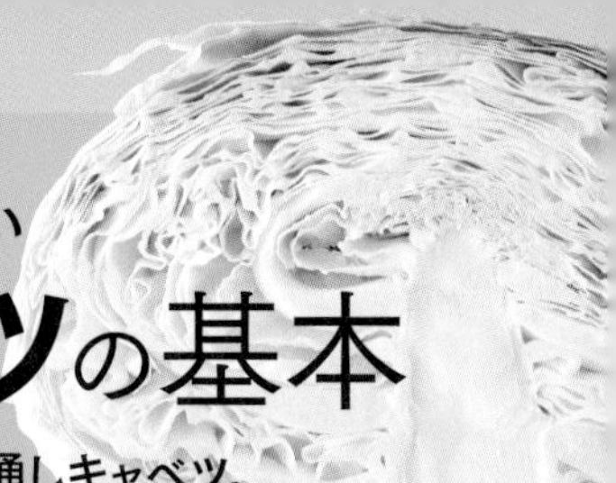

さっと湯をかけることでしんなりとして食べやすい

無限湯通しキャベツの基本

やわらかくて口当たりがよく、食べ始めたら止まらない湯通しキャベツ。
基本は、好みの形や大きさに切ったキャベツに熱湯をかけて適度に加熱する方法です。湯に浸ける時間はわずかなので、栄養素の流出も少なくてすみます。

材料と用具

キャベツ……1/2個（正味500g）　ボウル
熱湯……やかん1杯　ざる

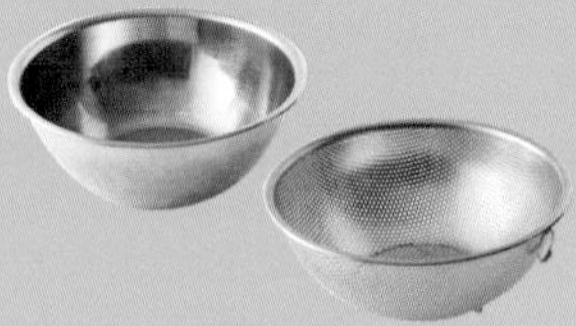

作り方

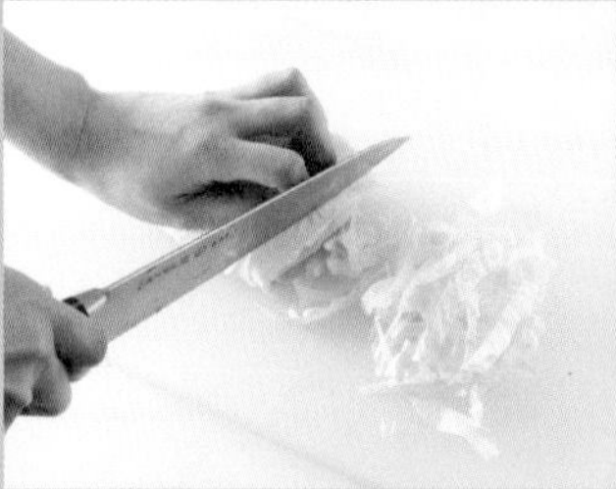

1
キャベツは8㎜幅に切る。切り方は好みで変えてもいい。

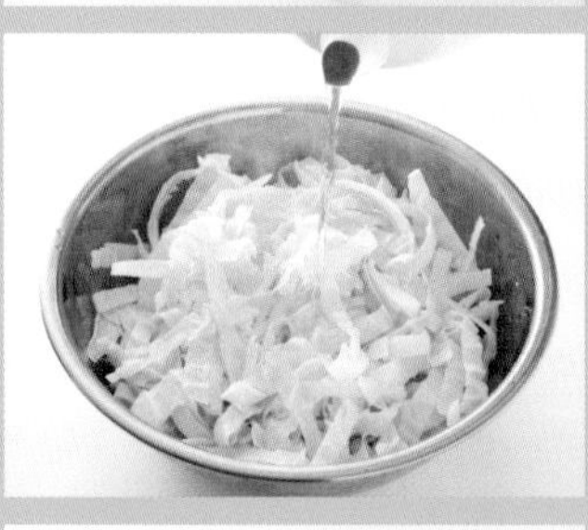

2
耐熱ボウルに**1**を入れ、熱湯を回しかける。

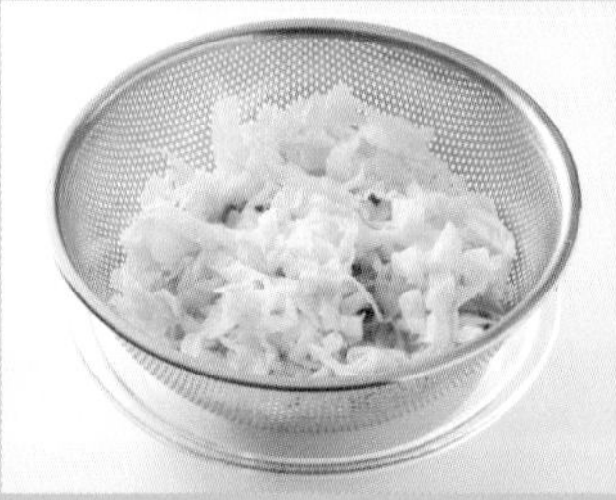

3
少しおいてしんなりしたら、ざるに上げて水気をきる。

ポイント

熱湯をかけて作る湯通しキャベツは、電気ポットの湯を使うのもおすすめ。火を使わずにすみ、沸かしてある湯ですぐ作れるのも魅力。必ず沸騰した湯を使うのがコツ。

でき上がり！

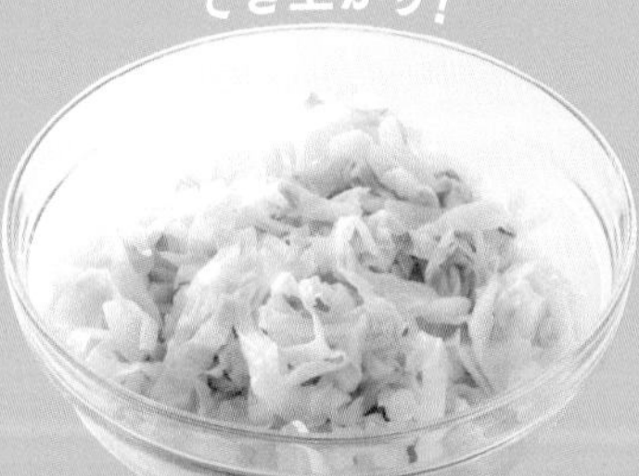

**無限湯通しキャベツは
水分でしっとりしているので
他の食材となじみやすい。**

パック入りの削り節は抗酸化成分を含み、
ポン酢は柑橘の香りで塩分が控えられる

おかかポン酢キャベツ

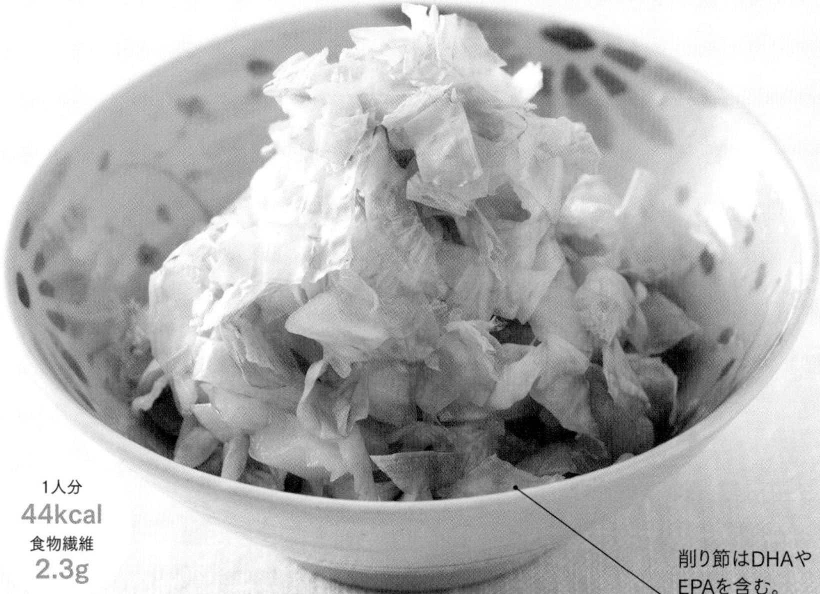

削り節はDHAやEPAを含む。

1人分
44kcal
食物繊維
2.3g

認知症予防
肥満解消

■ 作り方

1 キャベツはボウルに入れ、ポン酢しょうゆであえる。
2 器に盛り、削り節を振る。

■ 材料（2人分）

無限キャベツ……1/4個分（生250g分）
ポン酢しょうゆ……大さじ3
削り節……1パック（2.5g）

火を使わずに時短でできるレンチンキャベツ

無限レンジキャベツの基本

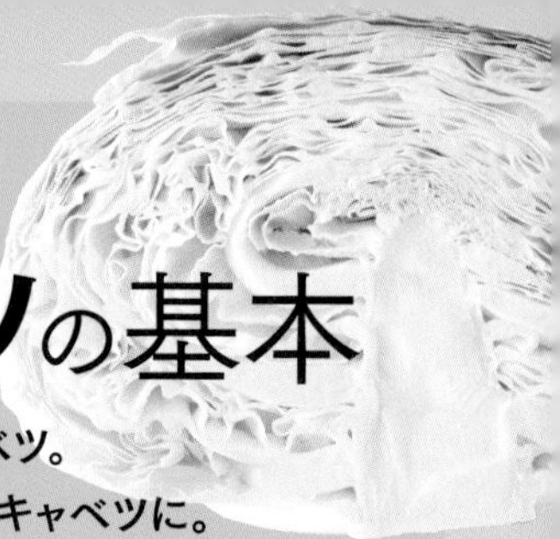

洗ったキャベツを電子レンジでチンするだけのレンジキャベツ。
火を使わずにあっという間に食べやすくて甘みのある無限キャベツに。
水っぽくならないので少量の調味料でもおいしいのもポイントです。

材料と用具

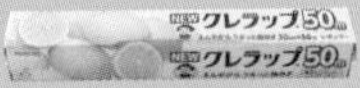

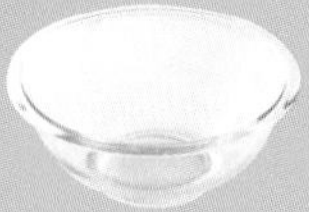

キャベツ……1/2個（正味500g）
電子レンジ　ラップフィルム　耐熱ボウル

作り方

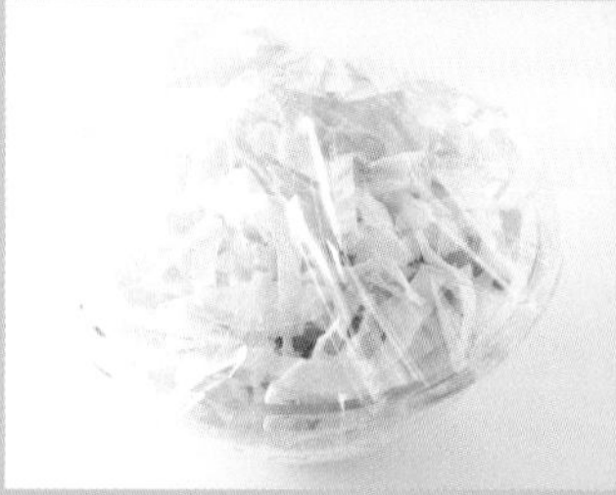

1
キャベツは8㎜幅に切ってさっと水にくぐらせ、耐熱ボウルに入れてふんわりとラップをかける。

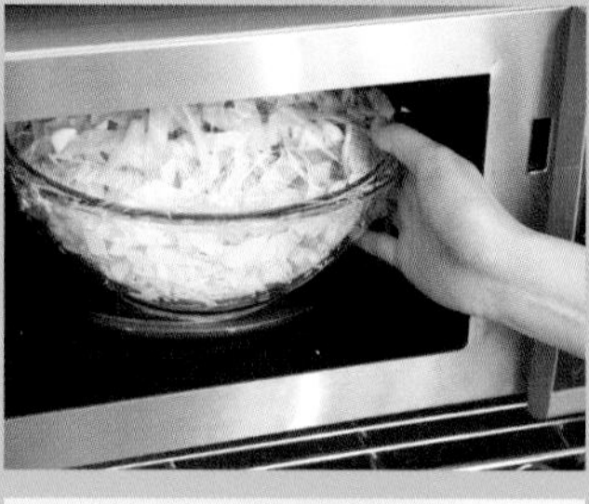

2
電子レンジで3分ほど加熱する。

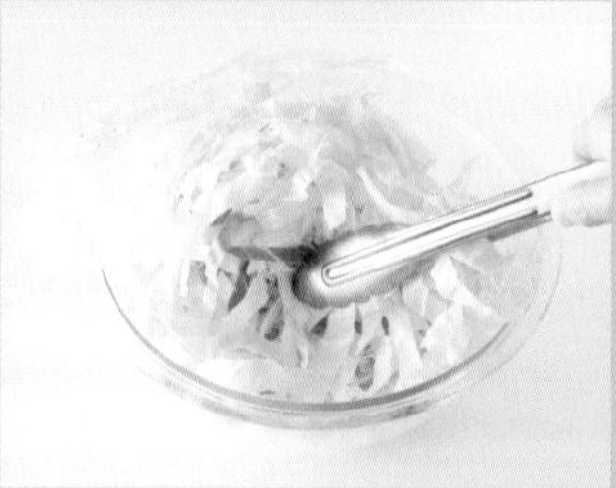

3
一度取り出して全体を混ぜ、再びラップをかけて2分加熱し、さっと混ぜる。

ポイント

加熱時間はキャベツのかたさや好みで調整してください。かために仕上げるとかみごたえがあり、満腹感を得やすくなるので、ダイエットに効果的。くったりとやわらかく加熱すると食べやすく、量がたっぷり食べられるので、効率的に食物繊維がとれます。

でき上がり！

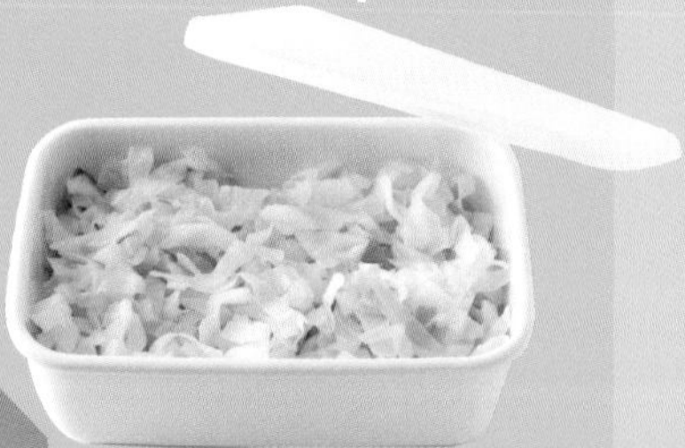

保存
冷蔵室で
約3日

まとめて作って小分けにして、冷蔵庫に常備しても。

**無限レンジキャベツは
水気が少ないので
味が薄まらずしっかり味に
仕上がるのが特徴**

レンジでチン！　時短で作る無限キャベツは
どこの家にもある材料ですぐおいしい一品に

無限キャベツの簡単ナムル

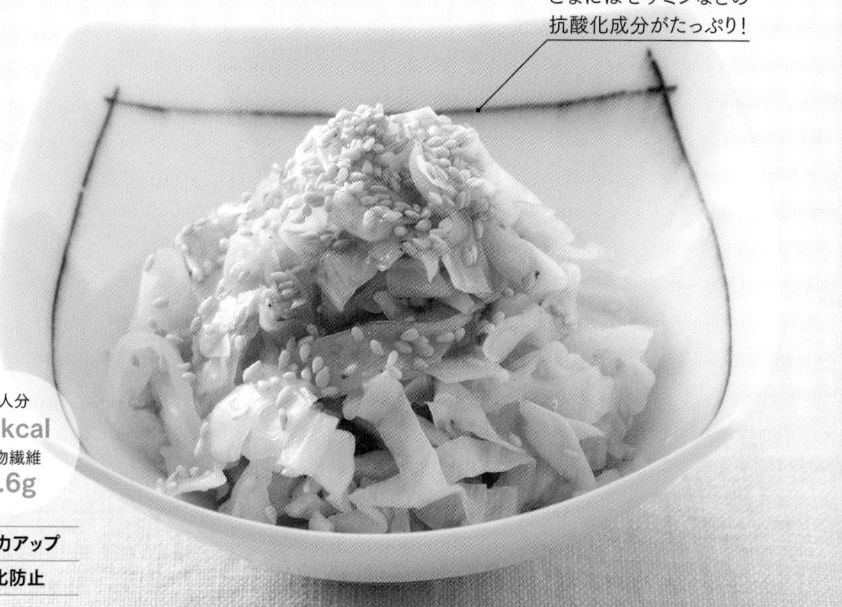

ごまにはセサミンなどの
抗酸化成分がたっぷり！

1人分
89kcal
食物繊維
2.6g

免疫力アップ
老化防止

作り方

1 ボウルにAを入れてよく混ぜ、キャベツを加えてあえる。
2 皿に盛ってごまを振り、ごま油を回しかける。

材料（2人分）

[illegible]
A　塩……小さじ1/3
　　砂糖……小さじ1
いり白ごま……小さじ2
ごま油……小さじ2

ツナ缶はまぐろの赤身の水煮なので
EPAやDHAなど脳や血管にいい成分がたっぷり

無限キャベツのツナマヨ

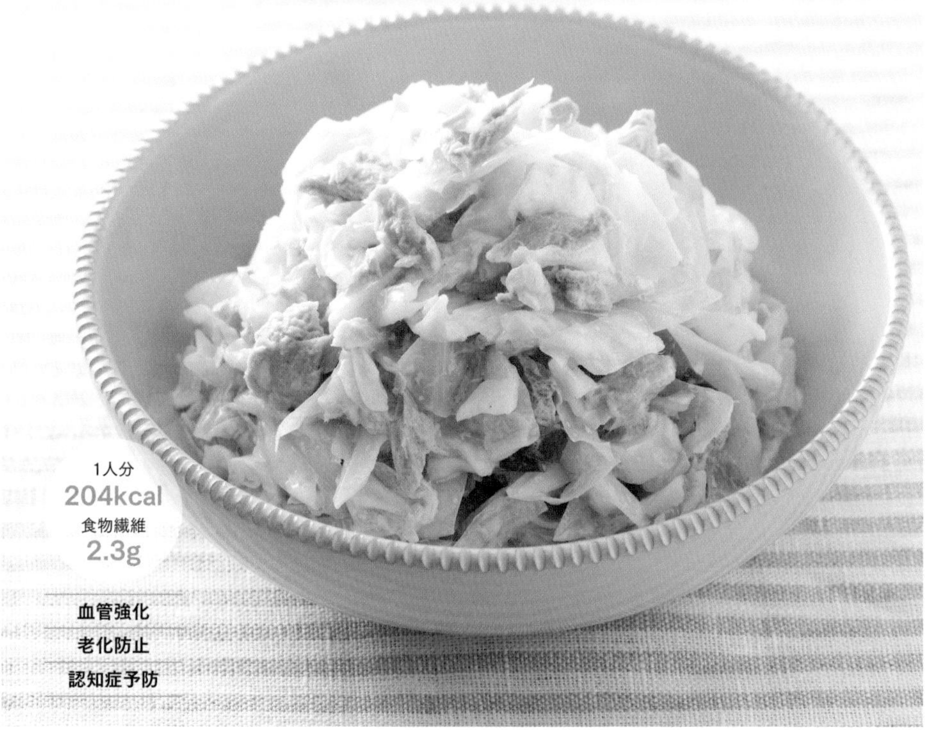

1人分
204kcal
食物繊維
2.3g

血管強化
老化防止
認知症予防

■ 作り方

キャベツはボウルに入れ、**A**を加えてあえ、ツナ缶を缶汁ごと加え混ぜる。

■ 材料(2人分)

無限キャベツ……1/4個分(生250g分)
ツナ缶(オイル缶)……小1缶(70g)
A | マヨネーズ……大さじ2
　| 塩、こしょう……各少量

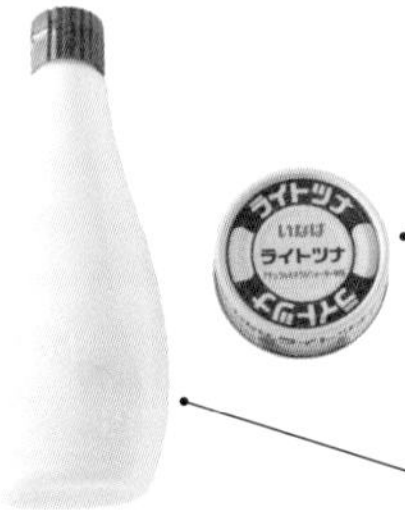

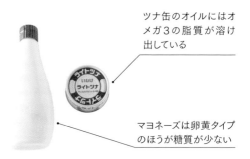

ツナ缶のオイルにはオメガ3の脂質が溶け出している

マヨネーズは卵黄タイプのほうが糖質が少ない

黒ごまにはゴマリグナンだけでなく、
黒い色素に抗酸化力のあるアントシアニンも！

無限キャベツの黒ごまあえ

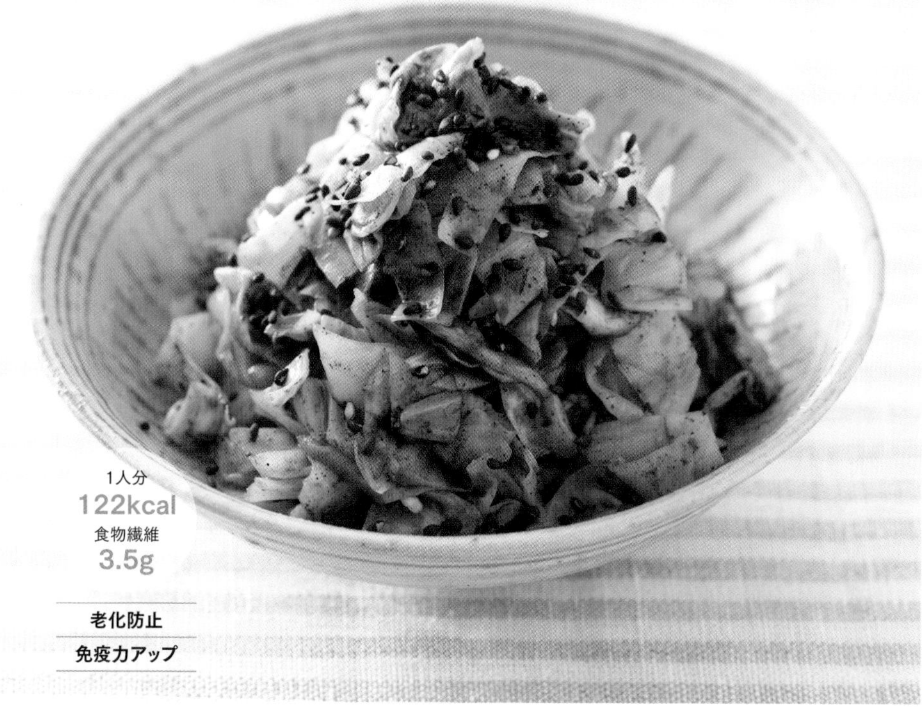

1人分
122kcal
食物繊維
3.5g

老化防止
免疫力アップ

作り方

1 ボウルに**A**を入れて混ぜ、キャベツを加えてあえる。
2 器に盛り、黒ごまを振る。

材料（2人分）

無限キャベツ……1/4個分（生250g分）
A｜しょうゆ……大さじ1と1/2
　｜砂糖、ねり黒ごま……各大さじ1
いり黒ごま……小さじ1

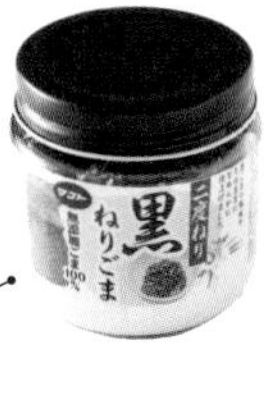

ごまの皮は消化されにくいので、すりごまやねりごまのほうが吸収されやすい

塩昆布で味付けすれば水溶性食物繊維もとれる。
ゆずこしょうの辛みがアクセントに

無限キャベツの塩昆布ゆずこしょう

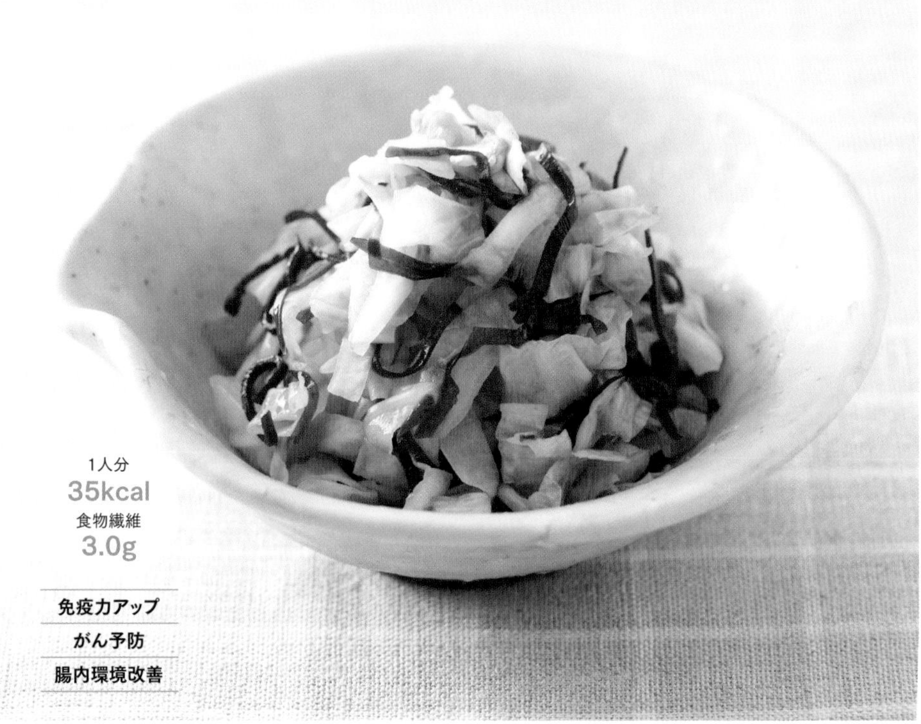

1人分
35kcal
食物繊維
3.0g

免疫力アップ
がん予防
腸内環境改善

■ 作り方

キャベツはボウルに入れ、**A**を加えて混ぜ、しばらくおく。

■ 材料(2人分)

無限キャベツ……1/4個分(生250g分)

A | 塩昆布……10g
ゆずこしょう……小さじ1/2

※ゆずこしょうは塩分や辛さによって量を調整する。

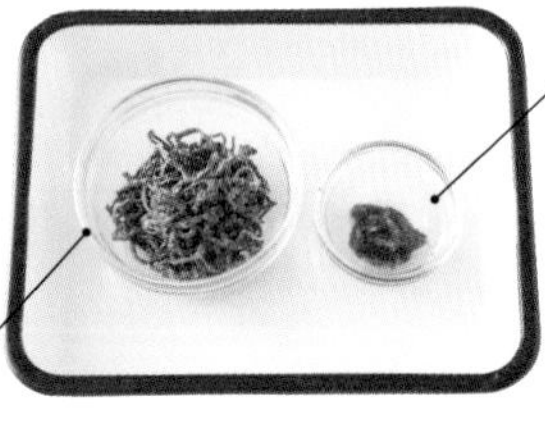
ゆずこしょうには
塩気があるので
少量に
塩昆布からも
海藻の栄養素
がとれる

発酵食品でカルシウムも豊富なプロセスチーズと
免疫力アップのにんにくオイルで元気倍増

無限キャベツとチーズのにんにくオリーブ油かけ

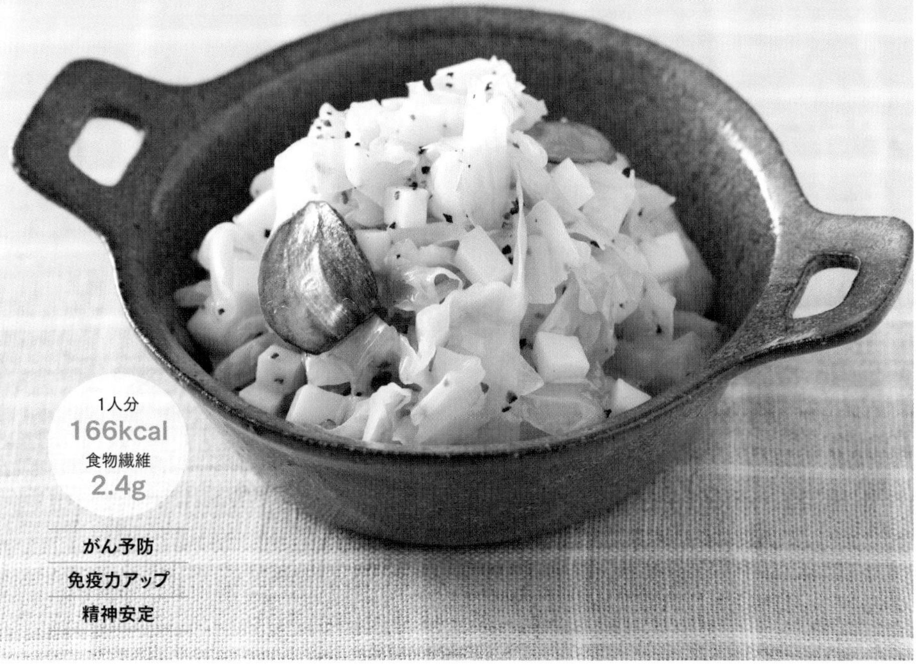

1人分
166kcal
食物繊維
2.4g

がん予防
免疫力アップ
精神安定

作り方

1 プロセスチーズは5㎜角に切る。にんにくは薄切りにする。

2 キャベツはボウルに入れて**A**であえ、チーズを加えて混ぜ、器に盛る。

3 フライパンにオリーブ油とにんにくを入れて熱し、にんにくが色づいたら、熱いうちに油ごと**2**にかける。

材料(2人分)

無限キャベツ……1/4個分(生250g分)

A 塩……小さじ1/4
　粗びき黒こしょう……少量

プロセスチーズ……30g

オリーブ油……大さじ1と1/2

にんにく……1かけ

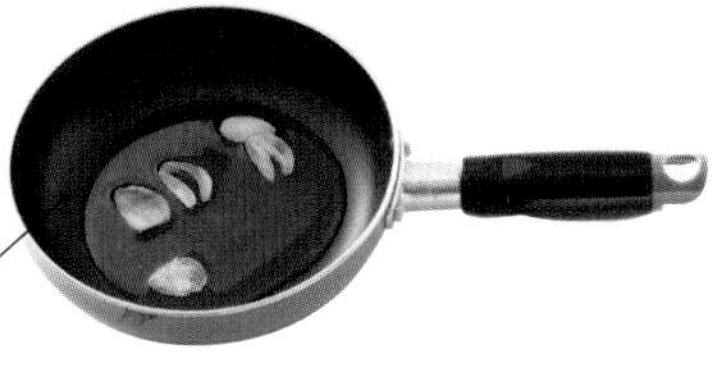

オリーブ油とにんにくは冷たいフライパンに入れ、ゆっくりと加熱する

レモンのクエン酸はミネラルの吸収をよくし、
はちみつにはオリゴ糖が含まれ腸を元気に！

無限キャベツのはちみつレモンあえ

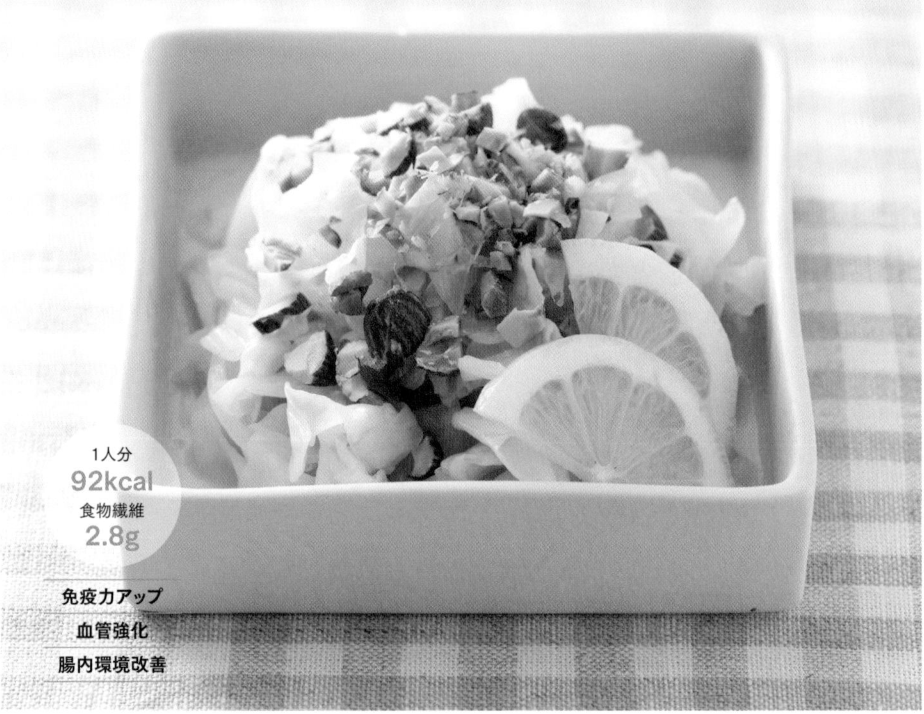

1人分
92kcal
食物繊維
2.8g

免疫力アップ
血管強化
腸内環境改善

■ 作り方

1 ボウルに**A**を合わせ、キャベツを加えて混ぜ、器に盛る。

2 アーモンドは粗く刻んで**1**に振り、半月切りにしたレモンを添える。

■ 材料（2人分）

無限キャベツ……1/4個分（生250g分）

A 塩……小さじ1/4
こしょう……少量
レモン汁、はちみつ……各大さじ2

アーモンド（ロースト、塩味）……10粒
レモンの輪切り……2枚

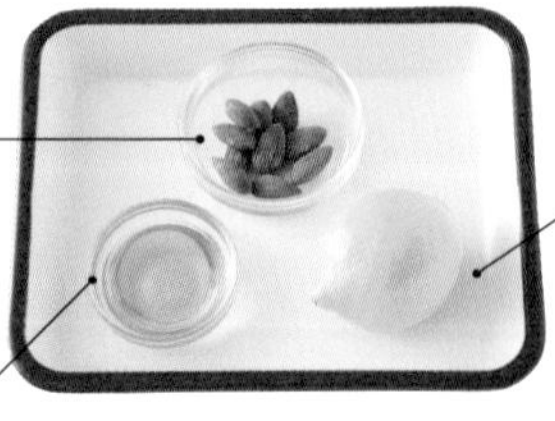
ナッツのビタミンEは血流をよくする
レモンはビタミンCが豊富
はちみつはオリゴ糖が豊富

小麦粉なしで糖質オフ！　焼かないから低カロリー！
ミネラルや抗酸化成分もとれるのにB級グルメ風

焼かないお好み焼き風

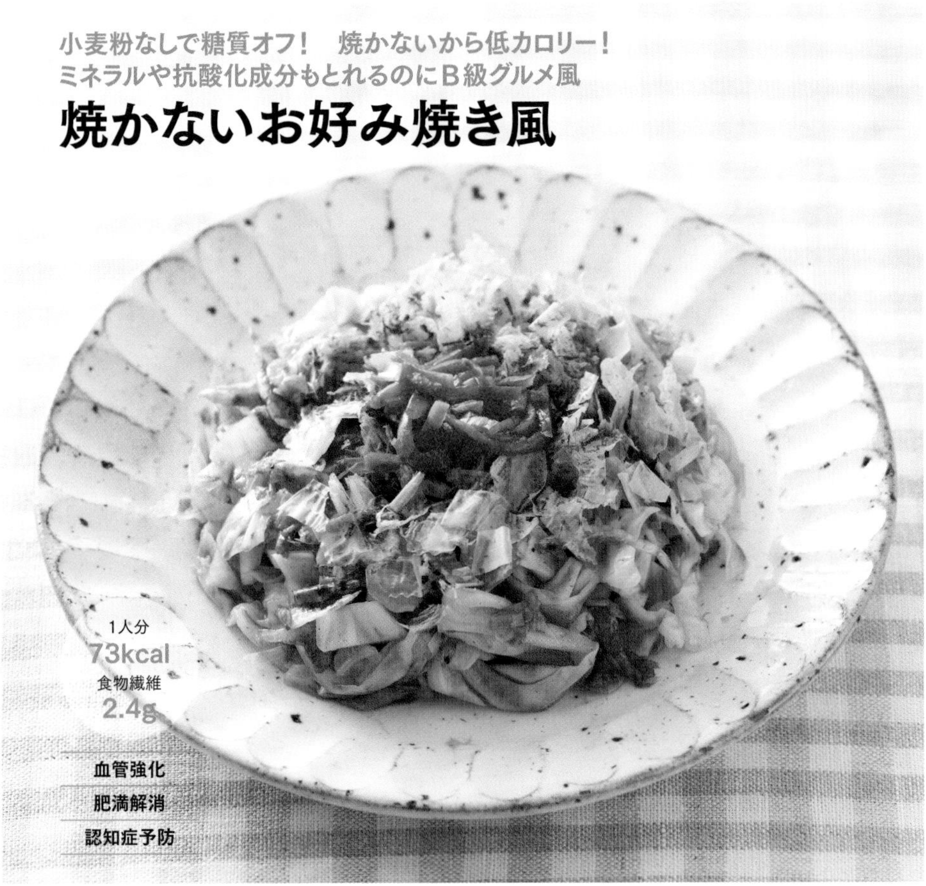

1人分
73kcal
食物繊維
2.4g

血管強化
肥満解消
認知症予防

■ 作り方

1 キャベツはボウルに入れ、**A**を加えてあえ、桜えびと削り節の半量を混ぜる。

2 **1**を丸く皿に盛り、残りの削り節、青のりを振って紅しょうがをのせる。

■ 材料（2人分）

無限キャベツ……1/4個分（生250g分）

A｜とんかつソース……大さじ2
　｜塩、こしょう……各少量

桜えび……10g
削り節……1パック
青のり、紅しょうが……各適量

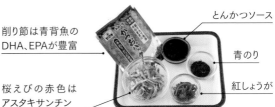

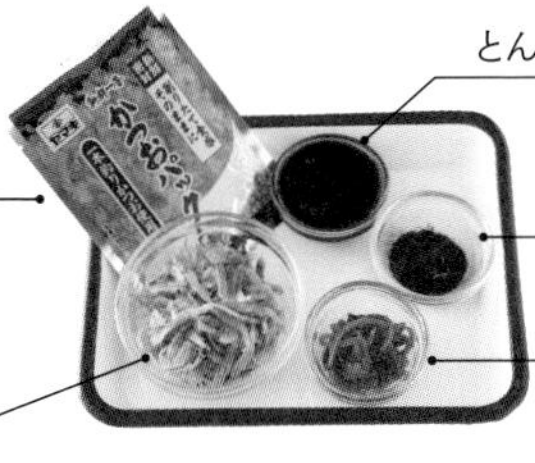
とんかつソース
削り節は青背魚のDHA、EPAが豊富
青のり
紅しょうが
桜えびの赤色はアスタキサンチン

練り物は手軽なたんぱく質補給源。
しょうがは代謝を、にんにくは免疫力を上げる

無限キャベツとかにかまの薬味あえ

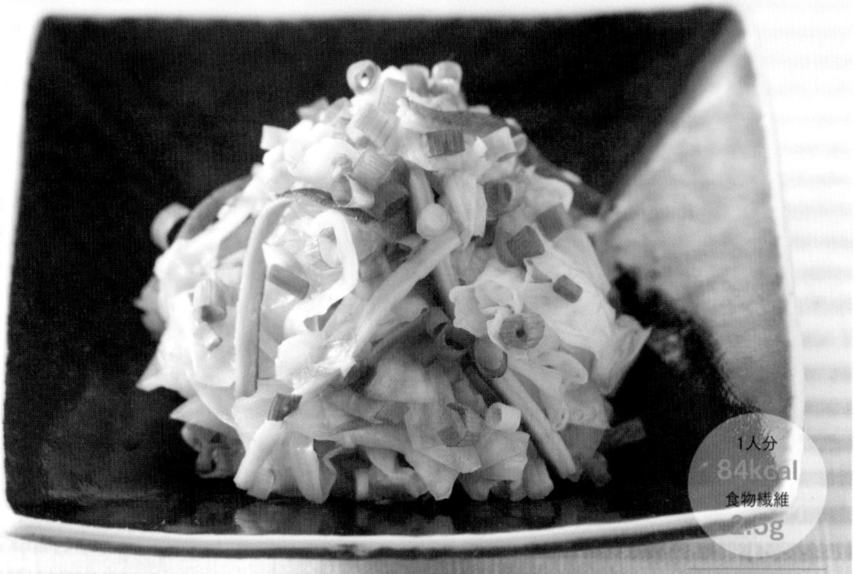

1人分
84kcal
食物繊維
2.5g

免疫力アップ
がん予防
血管強化

■ 材料(2人分)

無限キャベツ……1/4個分(生250g分)
かにかま……4本(30g)

A
- しょうゆ……大さじ1
- 酢、砂糖……各小さじ2
- ごま油……小さじ1
- 塩、こしょう……各少量
- しょうがのみじん切り……1/2かけ分
- にんにくのみじん切り……1/2かけ分

青ねぎ……2～3本

■ 作り方

1 かにかまはほぐす。青ねぎは小口切りにする。
2 ボウルにAを合わせてよく混ぜ、キャベツとかにかまを加えてあえ、器に盛って青ねぎを散らす。

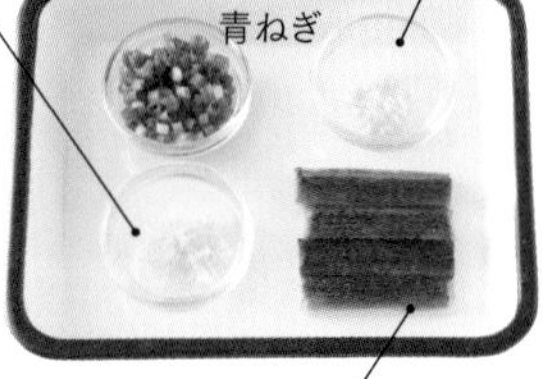
にんにくは免疫力アップや血栓の予防に
代謝をよくするしょうが
青ねぎ
かにかまは手軽なたんぱく源

青背魚のDHA、EPAが手軽にたっぷりとれ、
淡白なキャベツと相性抜群の缶詰めレシピ

さばみそ缶のせ無限キャベツ

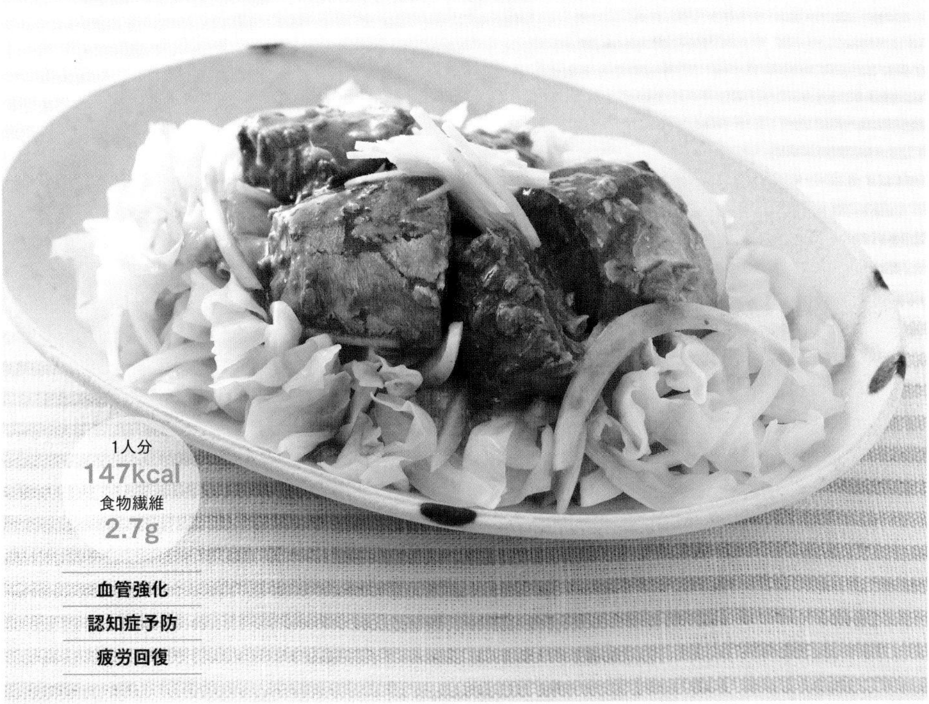

1人分
147kcal
食物繊維
2.7g

血管強化
認知症予防
疲労回復

作り方

1 玉ねぎは薄切り、さばは粗くほぐし、しょうがはせん切りにする。

2 キャベツと玉ねぎを混ぜて皿に盛り、さばをのせて缶汁をかけ、しょうがをのせる。

材料(2人分)

無限キャベツ……1/4個分(生250g分)
さばのみそ煮缶
……1缶(150g　固形量100g)
玉ねぎ……1/4個
しょうが……1/2かけ

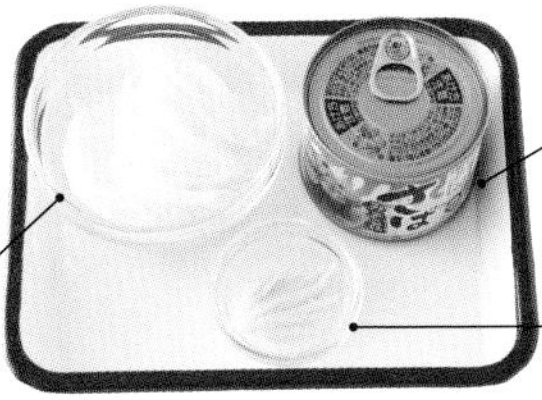

玉ねぎは水にさらさないほうがいい

さばのみそ煮缶は、EPA、DHAの宝庫

しょうがは細胞の活性効果がある

たんぱく質と野菜を同時にとれるおいしい組み合わせ。
キャベツの酵素が肉の消化を助ける働きも

無限キャベツの豚肉巻き

1人分
411kcal
食物繊維
2.3g

疲労回復
肥満解消

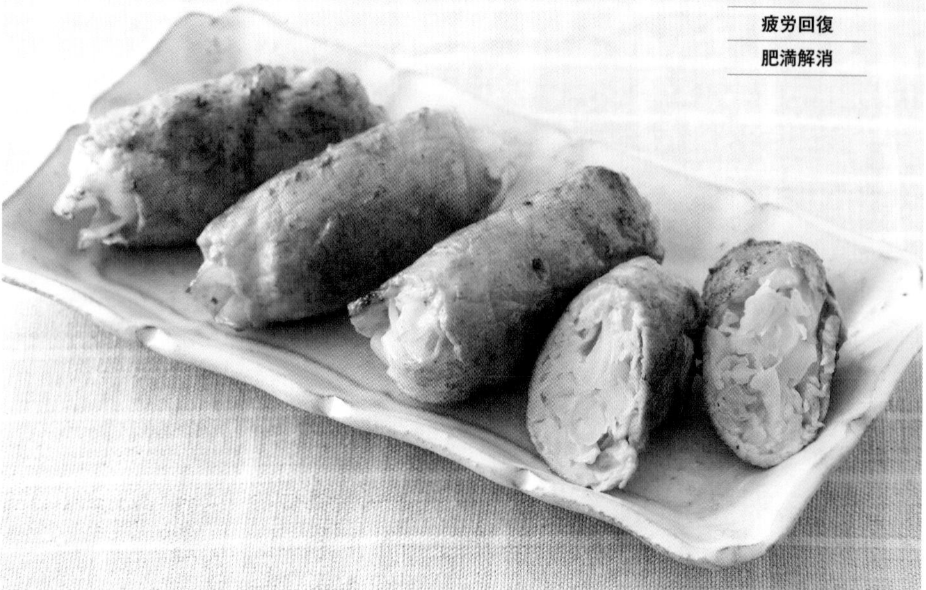

材料(2人分)

無限キャベツ……1/4個分(生250g分)
豚ロース薄切り肉……8枚
塩、こしょう……各少量
小麦粉……小さじ2
オリーブ油……小さじ2
A | しょうゆ、みりん……各小さじ2

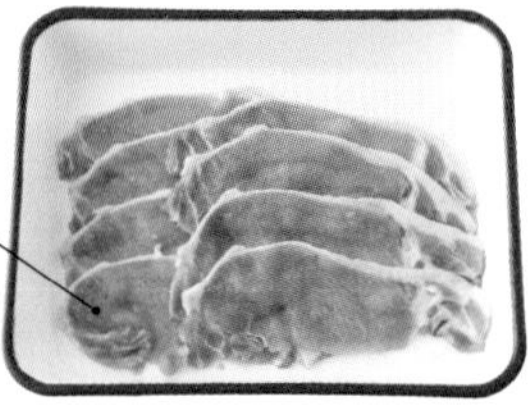

豚肉にはビタミンB_1が豊富

作り方

1 豚肉を広げ、塩、こしょう、小麦粉を振り、キャベツ1/8量ずつをのせ、肉で巻く。
2 フライパンにオリーブ油を熱し、**1**の巻き終わりを下にして並べ入れ、ころがしながら全面に焼き色をつけ、**A**を加えてからめる。

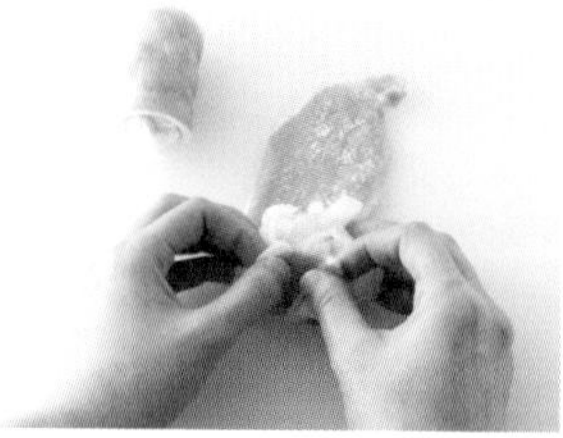

はみ出さないようにきっちりと巻く。

麺の代わりにしんなりとした無限キャベツで
野菜たっぷり＋糖質オフ効果も

無限キャベツの冷麺風

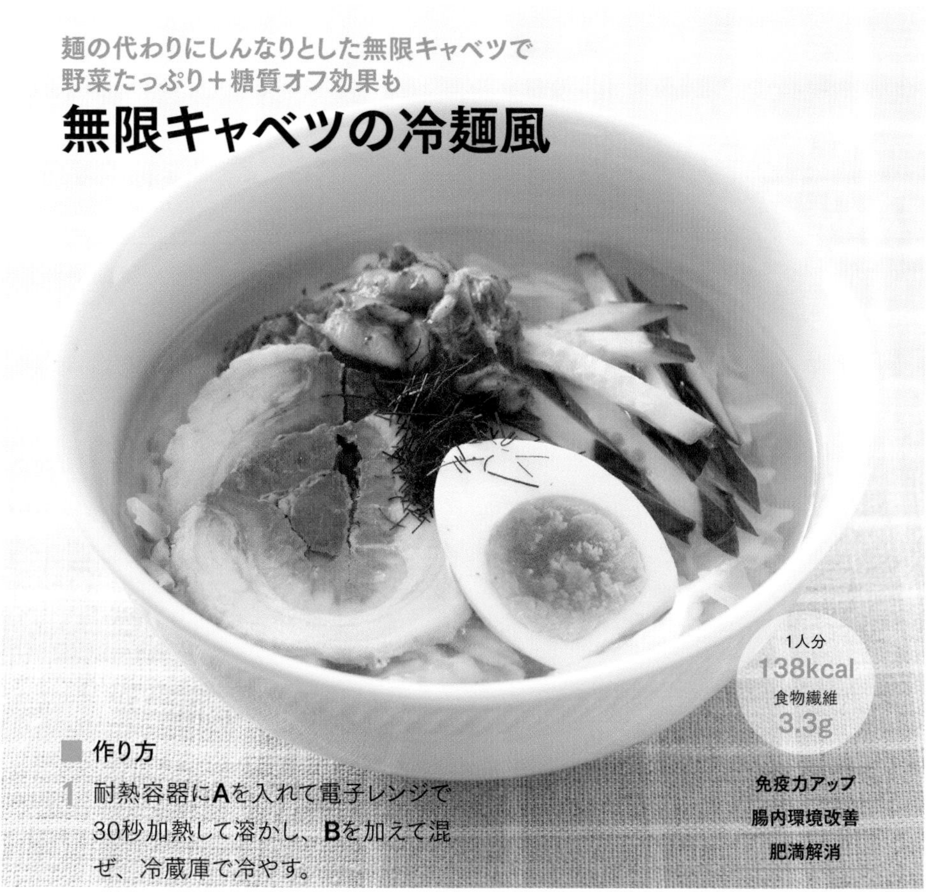

1人分
138kcal
食物繊維
3.3g

免疫力アップ
腸内環境改善
肥満解消

■ 作り方

1 耐熱容器にAを入れて電子レンジで30秒加熱して溶かし、Bを加えて混ぜ、冷蔵庫で冷やす。

2 ゆで卵は縦半分に切り、きゅうりはせん切りにする。

3 キャベツを器に入れ、焼き豚、2、キムチをのせ、1を注ぎ入れ、あれば糸とうがらしをのせる。

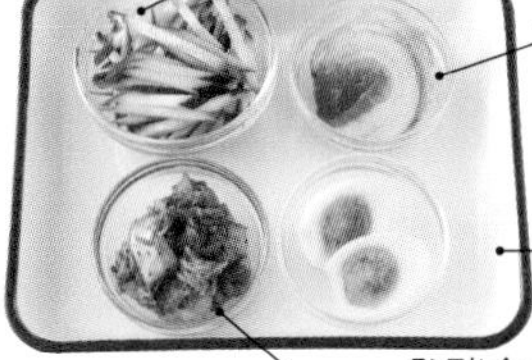
きゅうりは超低カロリー
豚肉は疲労防止にも
卵は良質なたんぱく源
発酵食品で乳酸菌を。辛みが代謝をアップ

■ 材料（2人分）

無限キャベツ……1/4個分（生250g分）
焼き豚……4枚（40g）
ゆで卵……1個
きゅうり……1/2本
白菜キムチ……50g

A | 鶏ガラスープのもと……小さじ1/3
砂糖……大さじ1
塩……小さじ3/4
水……1/4カップ

B | 酢……大さじ1
水……1と3/4カップ

Column

保存容器は使い分けて

作りおきはもちろん、湯通しキャベツをまとめて作ったり、
レンチンキャベツを冷やしておくのによく使うのが保存容器。
キャベツ生活を続けるのに欠かせません。
大きさの適した容器を選ぶと調理がさらにラクになります。

ファスナー付き保存袋

ファスナータイプで密閉できるポリ袋。量にかかわらず、空気を抜いてファスナーを閉じると密閉状態に近くなり、漬け汁や酢などがキャベツ全体になじみやすい。液もれに注意。

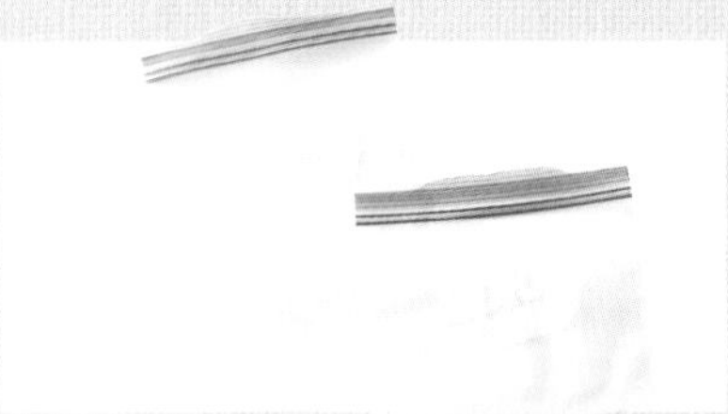

保存容器の消毒

ガラスびんやホーロー容器などは使う前に熱湯を回しかけたり、鍋で煮沸したりし、しっかり消毒したら清潔なふきんで拭いて水気を完全に取ってからキャベツを入れると傷みを防げる。

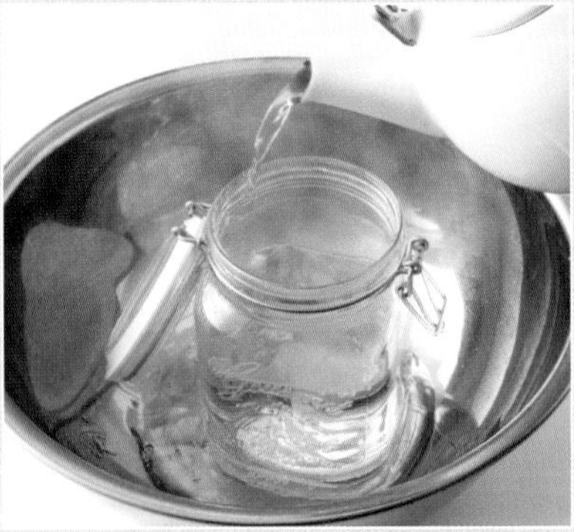

保存びん

ガラス製の保存びんは中の状態を観察しやすいので、酢キャベツや乳酸発酵キャベツなど時間をおく作りおきに向く。しっかり消毒して水分を拭いてから使用。発酵漬けでは内部でガスが発生するので、1日1回ふたをあけてガスを抜く。軽くのせる程度にふたをしてもいい。

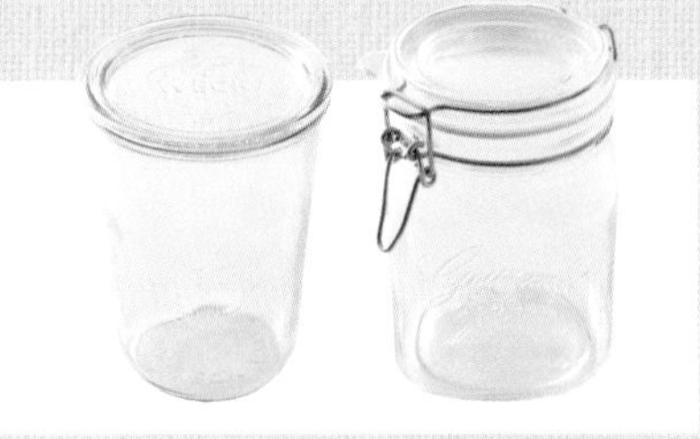

コンテナ容器、ホーロー容器

プラスティック製の密閉容器やホーロー容器は使う量に合わせて小分けにして保存するのに便利。取り出しやすく繰り返し使え、無限キャベツをまとめて作って保存するのにもおすすめ。

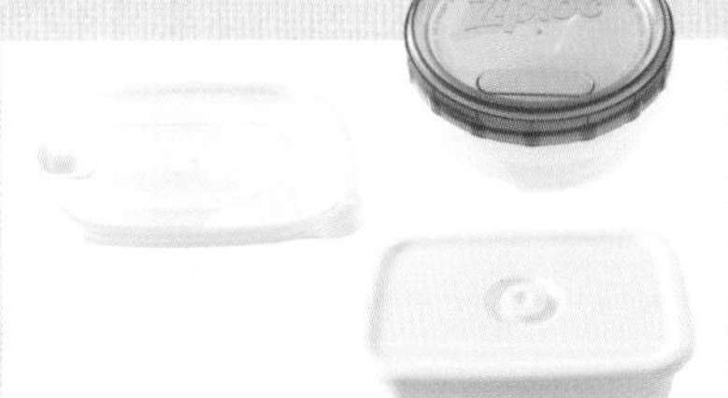

PART 4

毎日すぐに食べられる！

作りおき キャベツレシピ

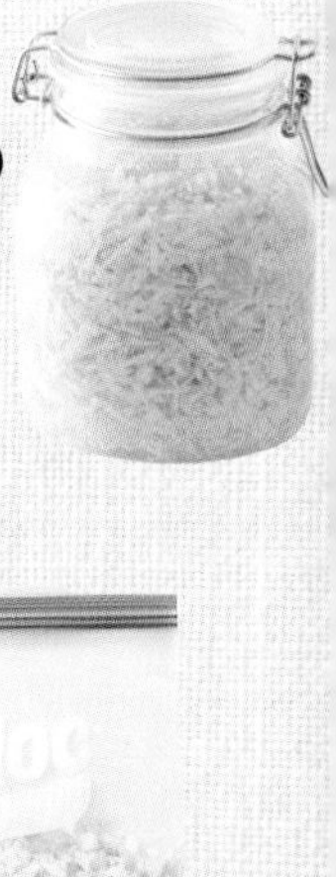

一度まとめて作っておくと毎日のキャベツ生活が
ラクラク続くのが作りおきキャベツです。
酢漬け、塩もみ、冷凍など下ごしらえした作りおきは、
味付けや調理法でバリーエーション豊富に。
乳酸発酵キャベツは腸内環境を整える強い味方。

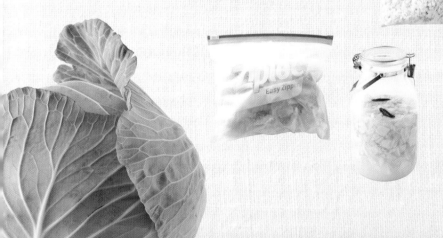

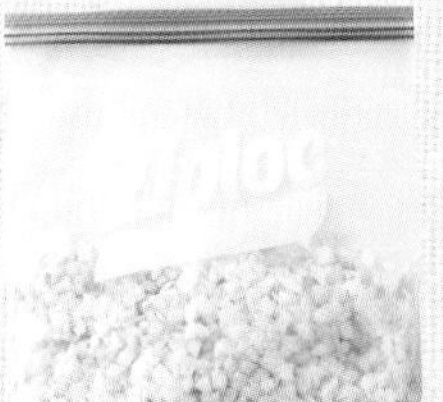

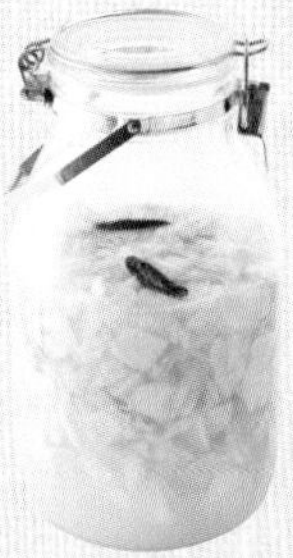

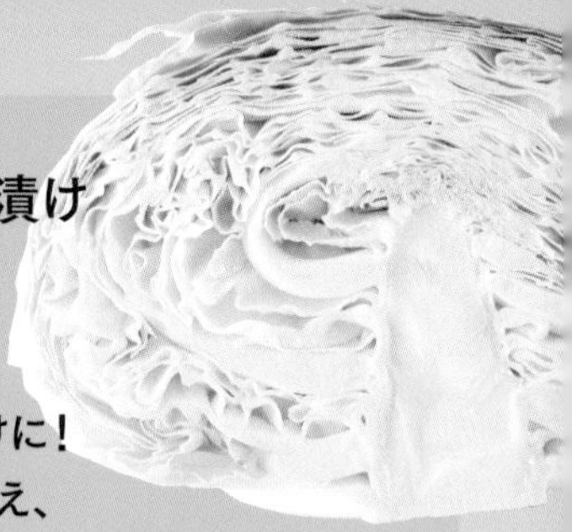

発酵食品の酢に漬けて腸内環境を整える保存漬け

酢キャベツの基本

キャベツを酢に漬けておくだけでアレンジ自在の保存漬けに！
酢酸が腸内の短鎖脂肪酸を増やすので、腸内環境を整え、
キャベツの水分でまろやかになった酢もムダなく使えば栄養素も逃しません。

材料と用具

キャベツ……1/2個（正味500g）
酢……1ℓ（500mℓ×2本）
保存びん（全量なら容量2ℓ）

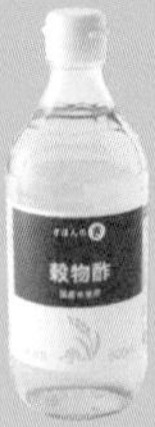

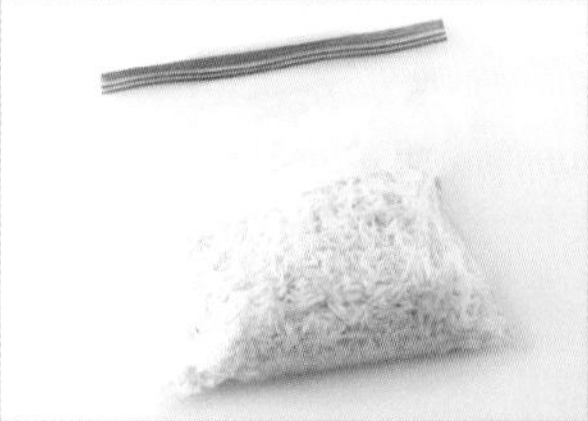

★ファスナー付き保存袋なら同量のキャベツが酢300mℓで漬けられる。袋に入れて全体になじませ、空気を抜いて口を閉じる。ただし液もれに注意を！

作り方

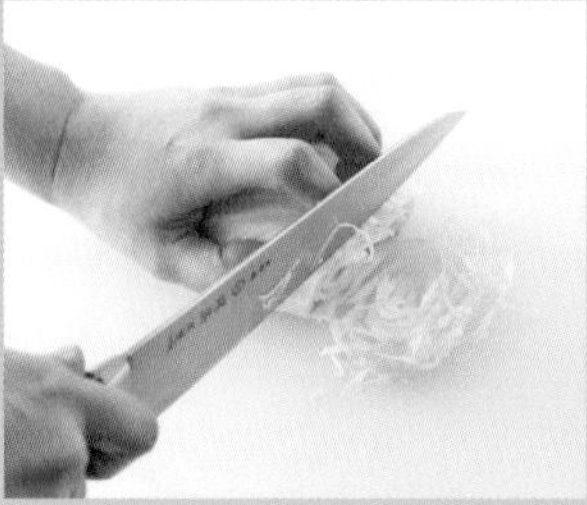

1

キャベツはせん切りにする。細切り、色紙切りなどでもよい。

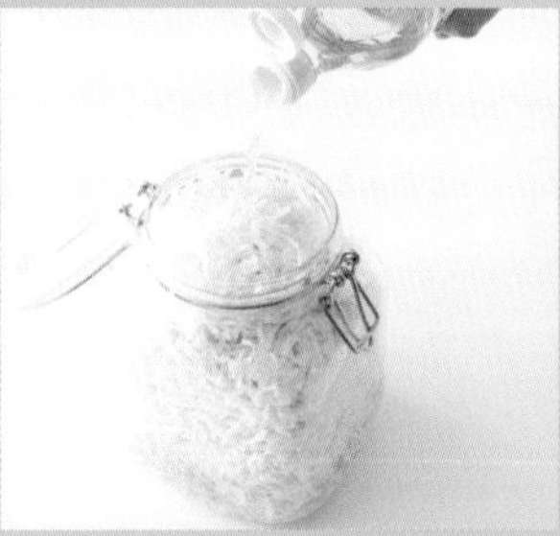

2

保存びんに**1**を入れ、酢を注いでふたをし、冷蔵室で保存する。

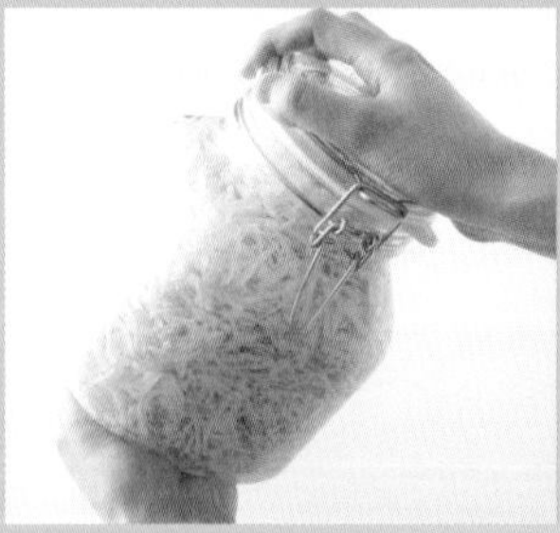

3

数時間で食べられる。保存するときは、ときどき振って全体に酢をいき渡らせる。

ポイント

時間が経つとしんなりとして、次第に発酵が進み、漬け物のような味わいに。栄養素が溶け出していておいしいのでドレッシングや合わせ酢に活用を。

でき上がり！

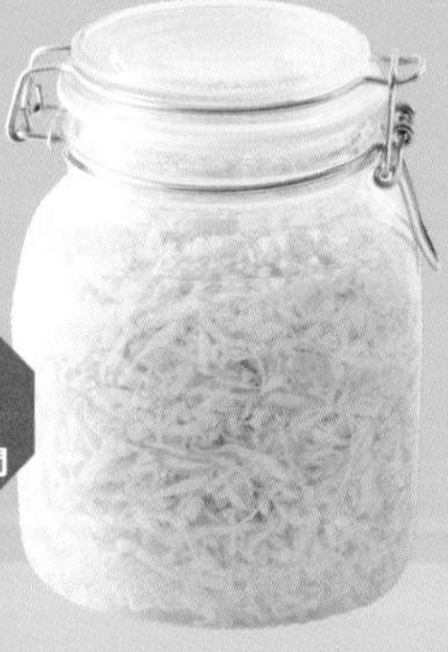

保存
冷蔵室で
約2週間

酢キャベツは酸味を生かして、
肉や魚のパートナーにも、
漬け酢ごとサラダや酢の物にも。
酸味おかずの具材にもなる。

相性抜群のソーセージとなら
酢キャベツをモリモリ食べられる

ボイルソーセージの たっぷり酢キャベツ添え

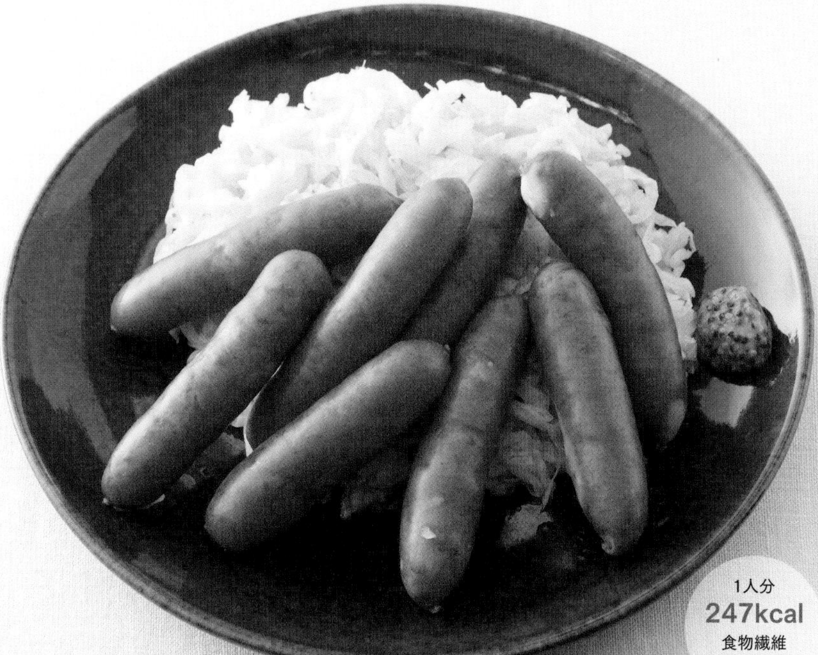

1人分
247kcal
食物繊維
2.3g

血管強化
老化防止
肥満解消

■ 材料(2人分)

酢キャベツ……基本の1/2量(生250g分)
ウインナーソーセージ……8本
粒マスタード……適量

■ 作り方

1 ソーセージは沸騰した湯でゆでて温める。
2 汁気をきったキャベツを皿に盛り、1をのせ、マスタードを添える。

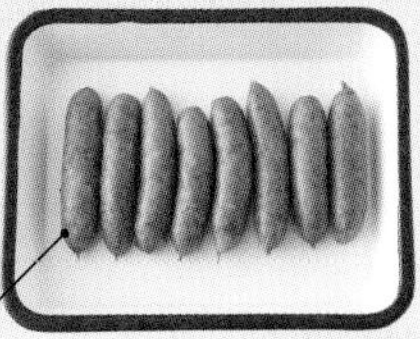

ソーセージは食べやすく、たんぱく質がしっかりとれるおすすめ食材

血液をサラサラにする納豆と
水溶性食物繊維豊富なめかぶと合わせて

酢キャベツめかぶ納豆

1人分
139kcal
食物繊維
5.7g

血管強化
腸内環境改善
肥満解消

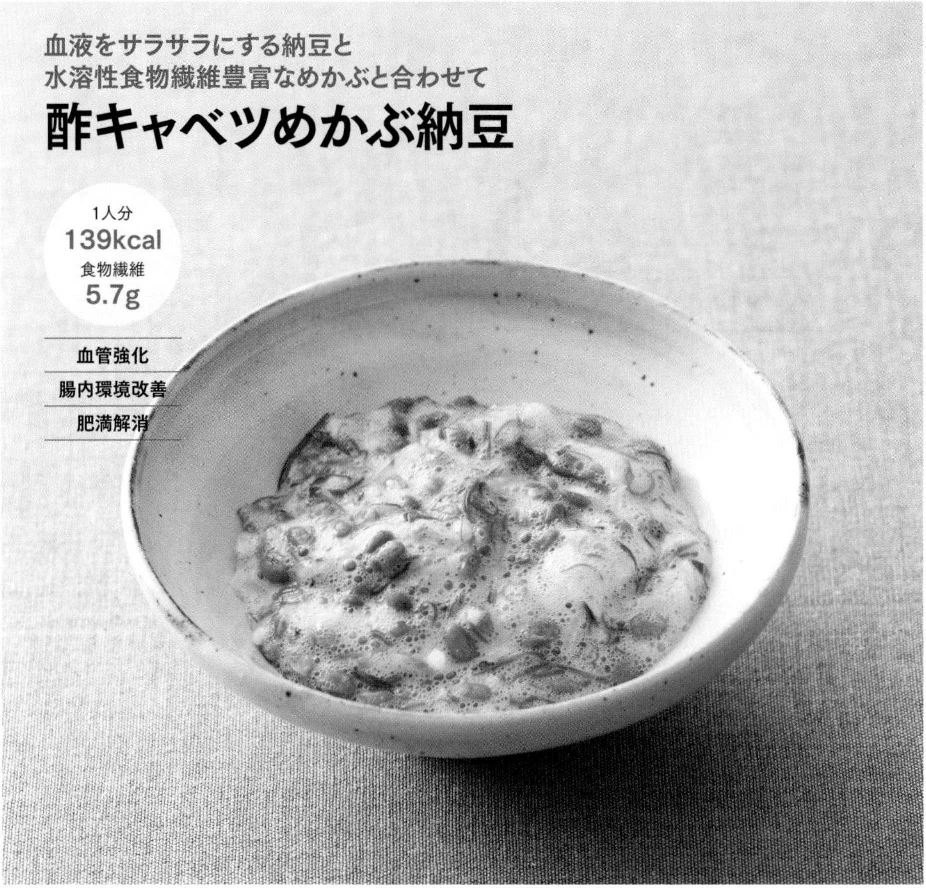

■ 作り方

1 納豆は付属のたれとからしを加えてよく混ぜ、めかぶを加えてさらに混ぜる。

2 汁気をしぼったキャベツと漬け酢、しょうゆを混ぜる。

■ 材料（2人分）

酢キャベツ……基本の1/4量（生125g分）
酢キャベツの漬け酢……大さじ1
納豆……2パック（100g）
付属のたれ、ねりがらし……2パック分
めかぶ……2パック（70g）
しょうゆ……少量

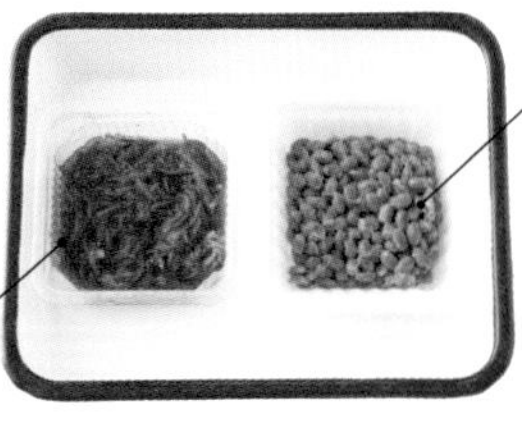
納豆は血栓を
作りにくくする
めかぶは水溶性食
物繊維が多い

わかめとしらすのダブルで生活習慣病予防。
酢キャベツの漬け酢まで全部活用

キャベツとわかめ、しらすの甘酢あえ

1人分
55kcal
食物繊維
2.0g

腸内環境改善
血管強化
認知症予防

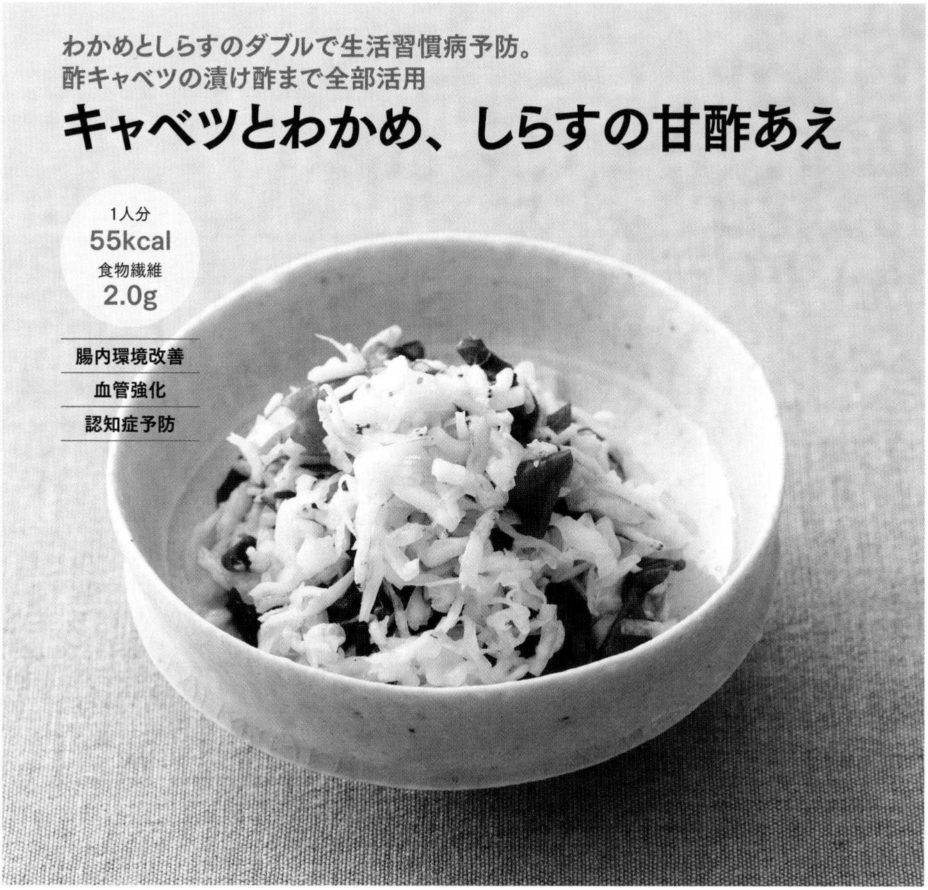

作り方

1 ボウルに**A**を合わせる。
2 生わかめはざく切りにする。
3 **1**に汁気をきったキャベツ、しらす、**2**を加えあえる。

材料（2人分）

酢キャベツ……基本の1/4量（生125g分）
釜揚げしらす……大さじ2
生わかめ……50g
A 漬け酢……大さじ2
　砂糖……大さじ1
　塩……小さじ1/3

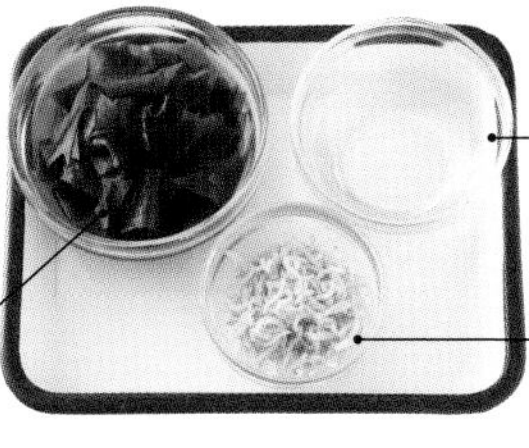

合わせ酢は漬け酢を活用

わかめのアルギン酸は水溶性食物繊維

しらすは青背魚。脳や血管を健康に

脳や血管の健康維持に役立ついわしの
EPAやDHAが溶け出した油まで活用

酢キャベツの
オイルサーディンサラダ

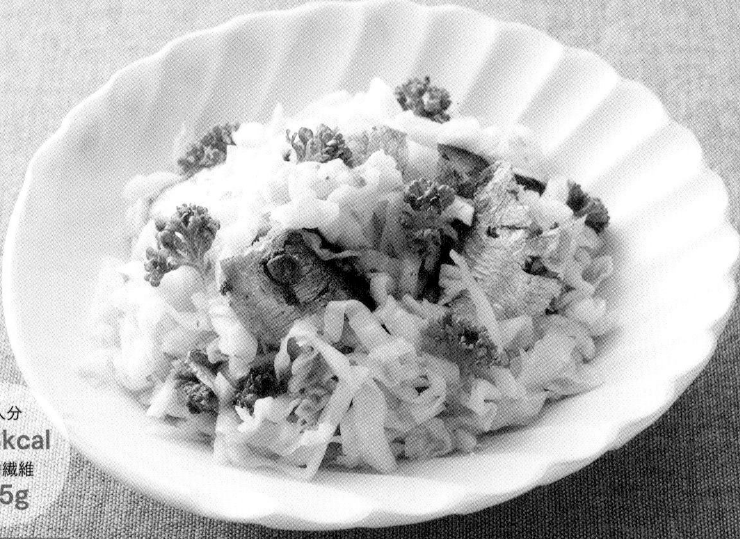

1人分
168kcal
食物繊維
1.5g

血管強化
免疫力アップ
認知症予防

■ 作り方

1 オイルサーディンは粗くほぐす。
2 ボウルに汁気をきったキャベツを入れて**A**で調味し、**1**を缶汁ごと加えて混ぜる。
3 器に盛り、ちぎったパセリを飾る。

■ 材料(2人分)

酢キャベツ……基本の1/3量(生170g分)
オイルサーディン……1缶(固形量75g)
パセリ……1枝
A 塩……小さじ1/3
こしょう……少量

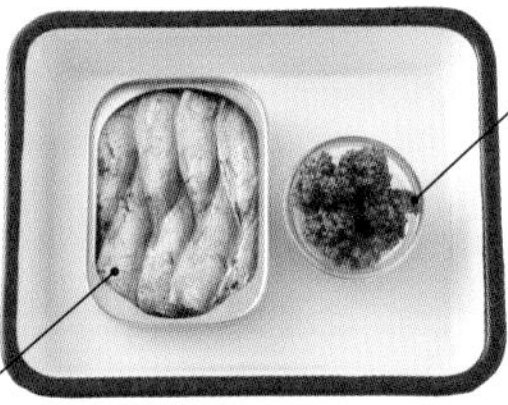
パセリの香り成分アピオールには疲労回復作用が
オイルサーディンはいわしの油漬けで有効成分をムダなく使える

鮭と酢キャベツの相性は最高。
漬け酢でのばしたチーズで健康効果も倍増

酢キャベツとサーモンのオープンサンド

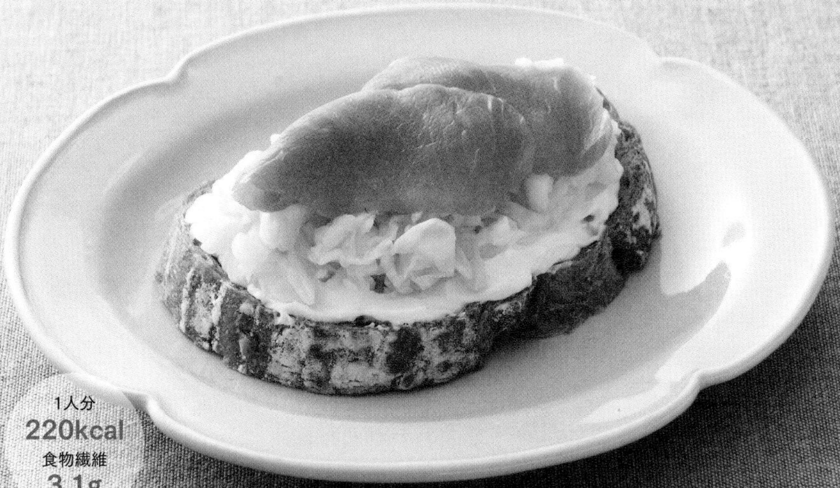

1人分
220kcal
食物繊維
3.1g

腸内環境改善
老化防止
認知症予防

作り方

1 クリームチーズは室温にもどし、漬け酢を加えてなめらかにする。
2 パンに**1**を塗り、汁気をきったキャベツ、スモークサーモンをのせる。

材料(2人分)

酢キャベツ……基本の1/4量(生125g分)
スモークサーモン……4枚(40g)
クリームチーズ……40g
黒パン……2枚(70g)
酢キャベツの漬け酢……小さじ2

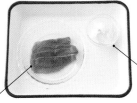

鮭に含まれるアスタキサンチンは抗酸化効果が高い

チーズに漬け酢でダブル効果

定番ピリ辛料理を酢の栄養素と
キャベツの食物繊維でパワーアップ

酢キャベツのえびチリ

1人分
190kcal
食物繊維
2.1g

がん予防
免疫力アップ
疲労回復

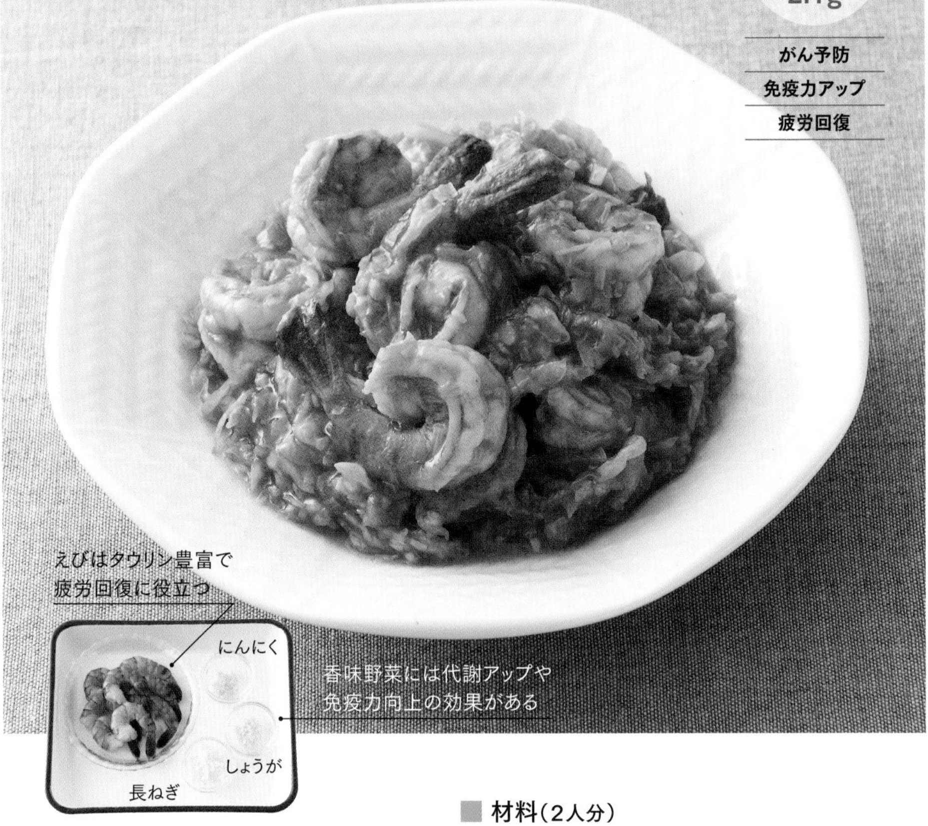
えびはタウリン豊富で
疲労回復に役立つ
香味野菜には代謝アップや
免疫力向上の効果がある
にんにく
しょうが
長ねぎ

■ 材料(2人分)

酢キャベツ……基本の1/3量(生170g分)
えび(ブラックタイガー)……8尾
長ねぎ……5cm
しょうが、にんにく……各1/2かけ
ごま油……小さじ2
A トマトケチャップ……大さじ2
酒、砂糖……各大さじ1
漬け酢……大さじ1
鶏ガラスープのもと……小さじ1/3
水……1/4カップ
片栗粉……小さじ1

■ 作り方

1 えびは殻をむき、背中に縦に包丁を入れ、背わたを取って開く。
2 ねぎ、しょうが、にんにくはみじん切りにする。
3 フライパンにごま油を熱し、**2**を炒めて香りが立ったら**1**を加え、えびの色が変わるまで炒める。汁気をきった酢キャベツを加えて炒め、**A**で調味し、片栗粉を倍量の水で溶いて加え、とろみをつける。

酸味のある漬け酢をたっぷり有効活用。
低カロリーでさっぱりとおいしい中華スープ

酢キャベツと豆腐の酸辣湯

1人分
157kcal
食物繊維
2.0g

免疫力アップ
老化防止
更年期対策

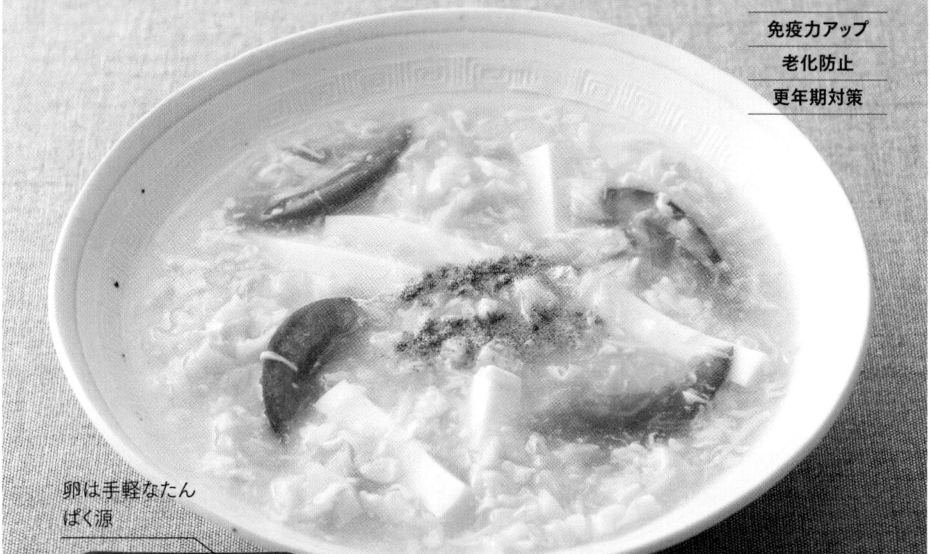

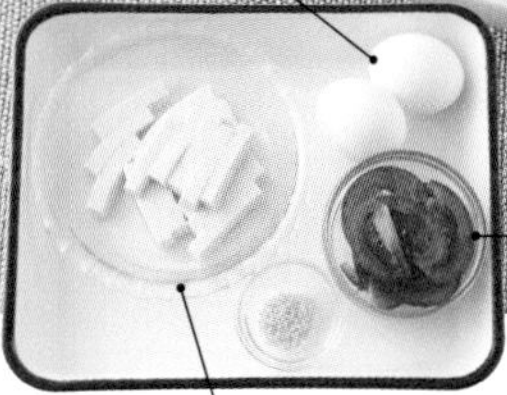
卵は手軽なたんぱく源
トマトはリコピンを含み、うまみが減塩にも
豆腐はイソフラボンやレシチンが豊富

■ 作り方

1 豆腐は5cm長さ×1cm角の棒状、トマトは薄いくし形に切る。

2 鍋にAを煮立て、キャベツ、豆腐を加えてひと煮し、塩、こしょうで味をととのえる。片栗粉を倍量の水で溶いて加え、とろみをつけて溶きほぐした卵を回し入れ、トマトを加えて火を止める。器に盛り、好みでこしょうを振る。

■ 材料(2人分)

酢キャベツ……基本の1/4量(生125g分)
豆腐……1/4丁(75g)
トマト……小1個
卵……2個
A 酢キャベツの漬け酢……大さじ3
酒……大さじ1
鶏ガラスープのもと……小さじ1/2
水……2カップ
塩……小さじ1/3
こしょう……小さじ1/2
片栗粉……大さじ1/2

少量の塩でもむことでかさが減り、量が食べられる

塩もみキャベツの基本

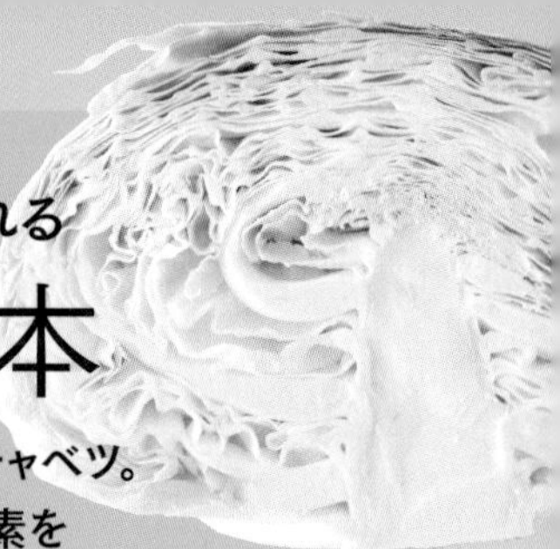

キャベツを少量の塩でもみ、しんなりとさせるのが塩もみキャベツ。生のキャベツの食べにくさを解消し、細胞を破壊して栄養素を吸収しやすくする上に、加熱しないのでキャベツの酵素がしっかり！

材料と用具

キャベツ……1/2個（正味500ｇ）
塩……小さじ1（キャベツの1％）
ファスナー付き保存袋

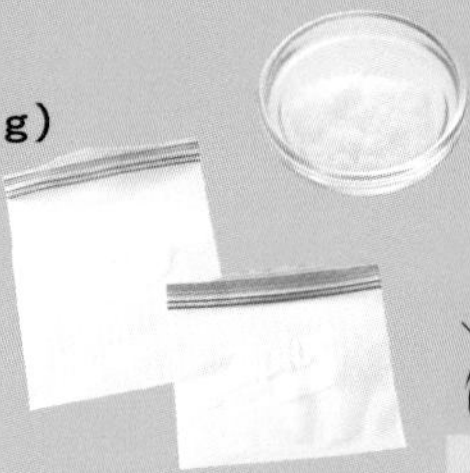

作り方

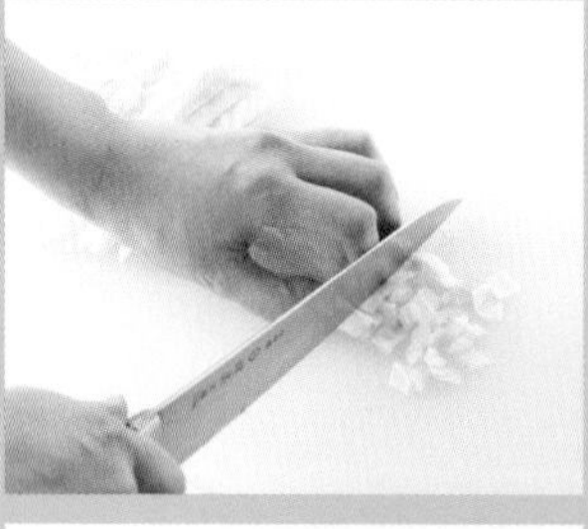

1
キャベツは1㎝角に切る。細切り、せん切り、色紙切りなどでもよい。

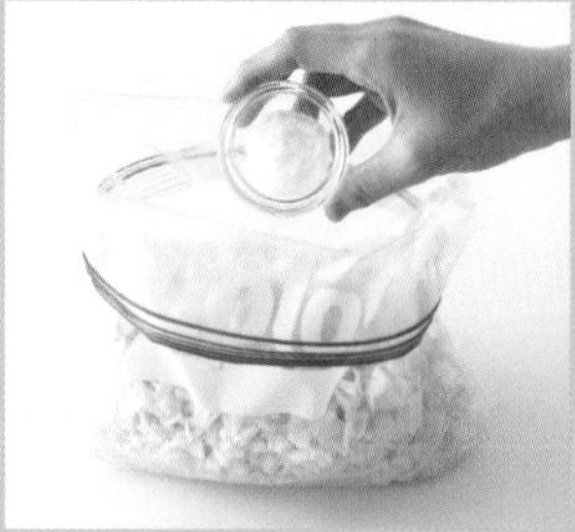

2
ファスナー付き保存袋に入れて塩を加え、全体をなじませる

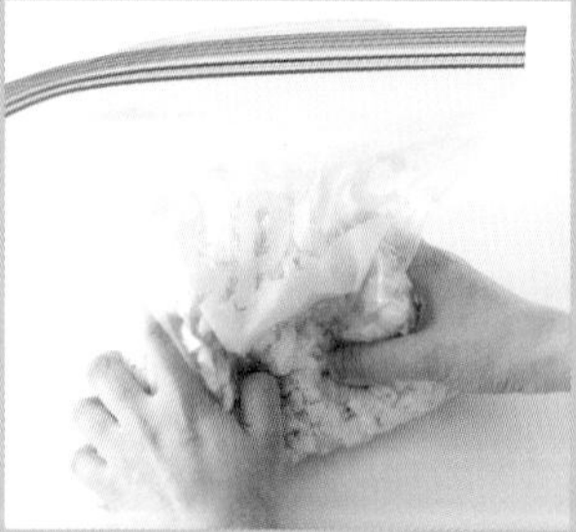

3
袋の外からもみ、保存は空気を抜くようにして口を閉じて冷蔵庫へ。すぐに食べられる。

ポイント

生のキャベツを塩でもむことでしんなりとやわらかくなり、野菜の酵素はそのまま。塩もみキャベツをそのまま漬け続けると発酵が進み、乳酸発酵が始まる。

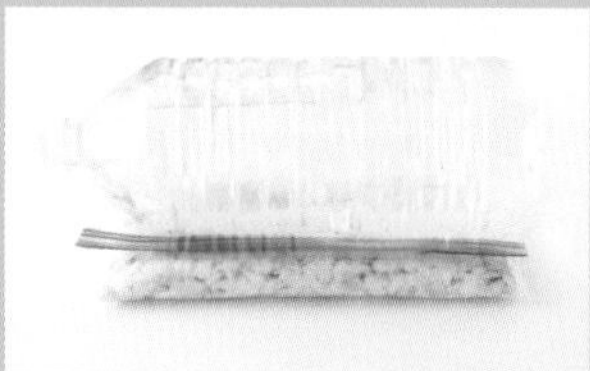

塩もみキャベツに重石をのせておくとより早く発酵キャベツになる。

でき上がり！

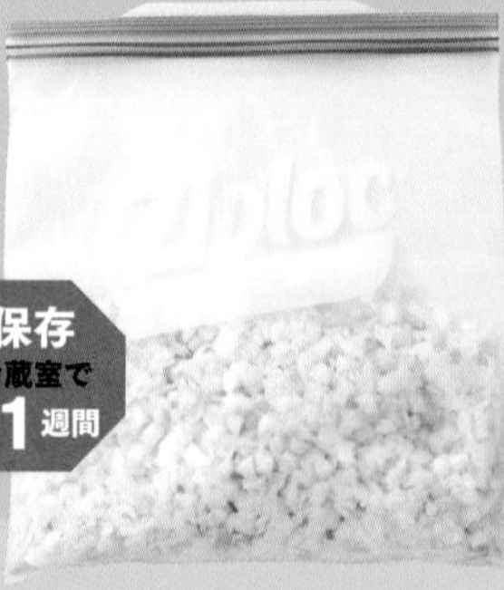

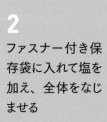

保存
冷蔵室で
約1週間

塩もみキャベツはかさが減って量が食べられるのが魅力。生のままなら有用な酵素がとれる。

キャベツが含んだ塩分だけでOK
柑橘の酸味と香りでおいしい副菜に

塩もみキャベツとグレープフルーツのサラダ

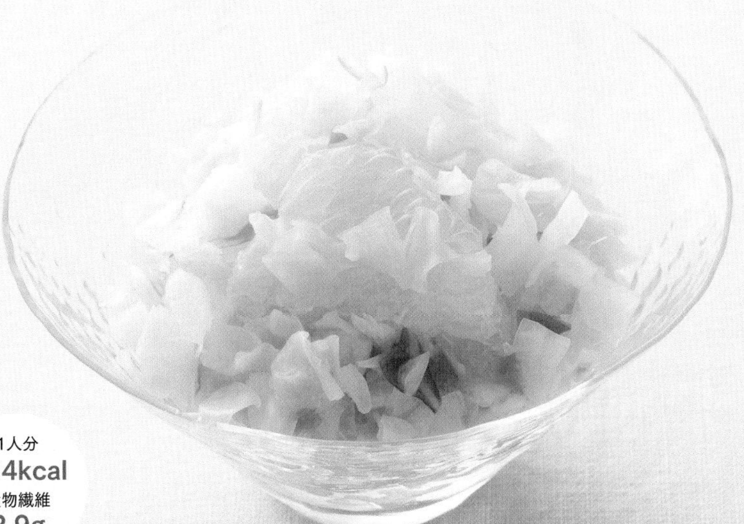

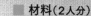

1人分
124kcal
食物繊維
2.9g

- 精神安定
- 免疫力アップ
- 肥満解消

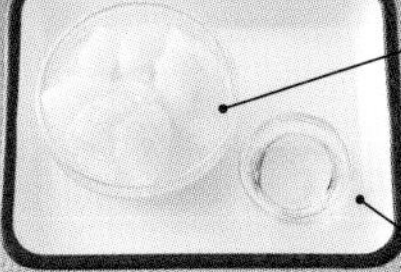
グレープフルーツの香りには精神安定効果が
アマニ油は抗酸化作用や血管を丈夫にする

作り方

1. グレープフルーツは皮と薄皮をむいて果肉を食べやすくちぎる。
2. ボウルに軽くしぼったキャベツを入れ、酢、**1**を加えて混ぜ、アマニ油を回し入れてさっとあえる。

材料(2人分)

塩もみキャベツ
……基本の1/2量(生250g分)
グレープフルーツ……1個
酢、アマニ油……各大さじ1

ヨーグルトはビフィズス菌が直接腸に届く。
キャベツの食物繊維とで相乗効果が

ヨーグルトコールスロー

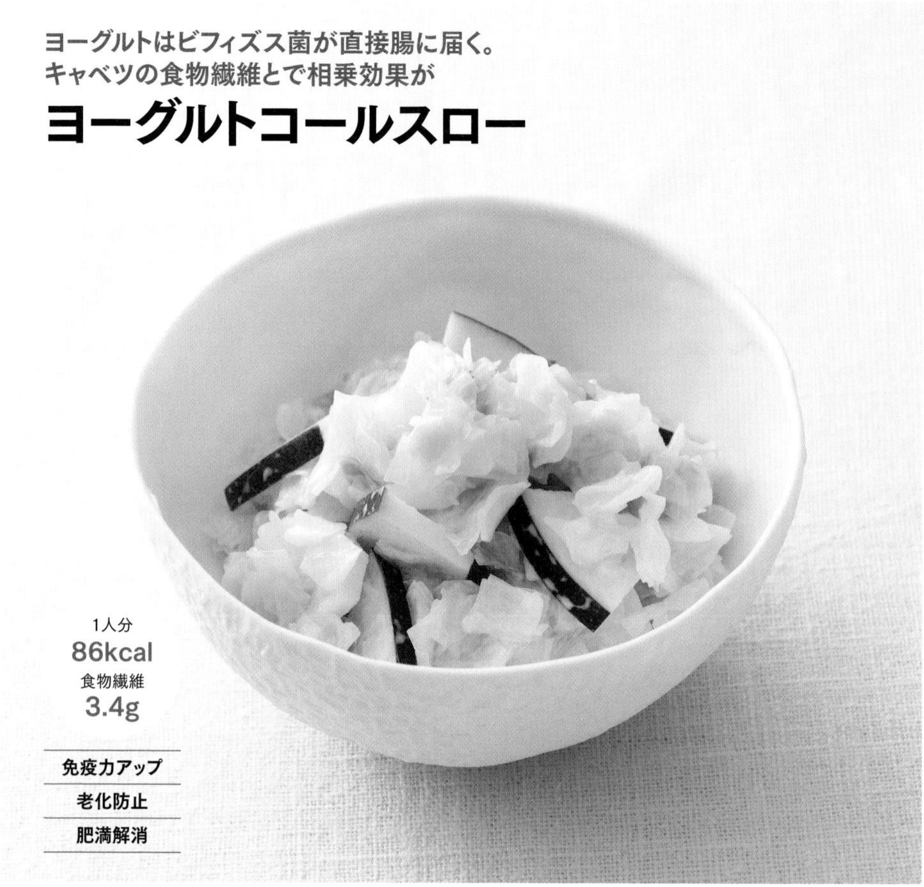

1人分
86kcal
食物繊維
3.4g

免疫力アップ
老化防止
肥満解消

作り方

1 ボウルに**A**を合わせる。
2 りんごは皮付きのままいちょう切りにする。
3 **1**に汁気をしぼったキャベツ、**2**を加えてあえる。

材料（2人分）

塩もみキャベツ
……基本の1/2量（生250g分）
A ヨーグルト……大さじ4
レモン汁……大さじ1
塩、こしょう……各少量
りんご……1/2個

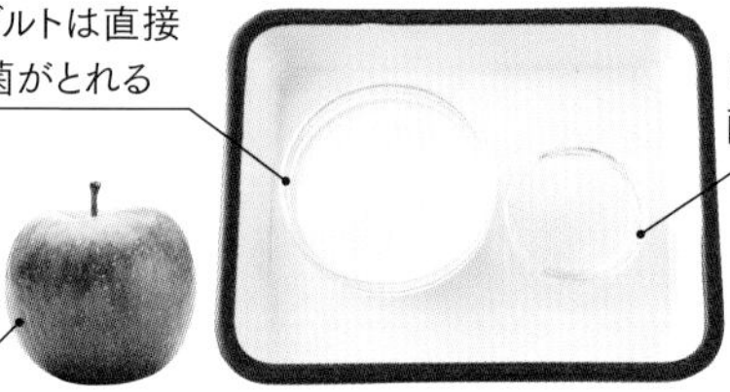
ヨーグルトは直接乳酸菌がとれる
レモン汁には抗酸化効果が
りんごのペクチンは食物繊維。皮にはポリフェノールも

意識せずにたっぷりキャベツが食べられ、
具だくさんオムレツが低糖質高食物繊維に

塩もみキャベツの スパニッシュオムレツ

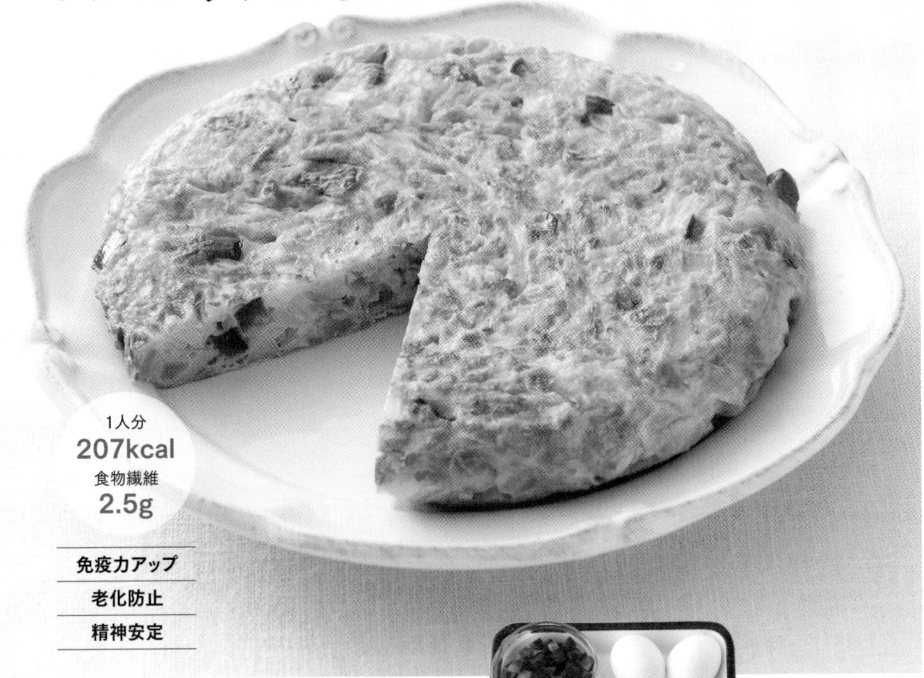

1人分
207kcal
食物繊維
2.5g

免疫力アップ
老化防止
精神安定

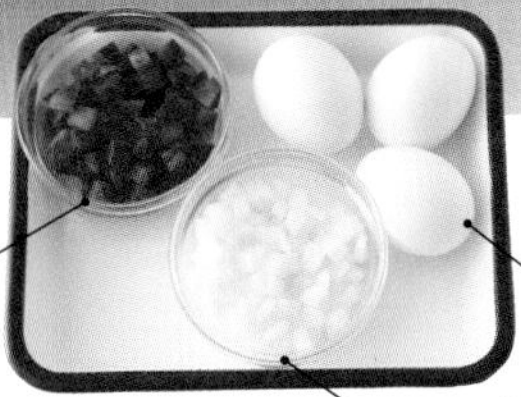

パプリカはβ-カロテンが多い

卵はたっぷり食べて大丈夫

玉ねぎはオリゴ糖が豊富

■ 作り方

1 玉ねぎ、パプリカは1㎝角に切る。

2 卵は溶きほぐし、塩、こしょうを加えて混ぜ、水気をしぼったキャベツ、**1**を加えて混ぜる。

3 フライパンにオリーブ油を熱して**2**を流し入れ、手早く混ぜて丸く形を整え、表面が乾いてきたら裏返して焼く。

4 器に盛り、好みでトマトケチャップをかけて食べる。

■ 材料（2人分）

塩もみキャベツ
……**基本の1/3量**（生170g分）
玉ねぎ……1/4個
赤パプリカ……1/2個
卵……3個
塩、こしょう……各少量
オリーブ油……大さじ1

肉だねをキャベツでかさ増してダイエット。
ポリフェノール豊富な緑色野菜を添えて

キャベツバーグ

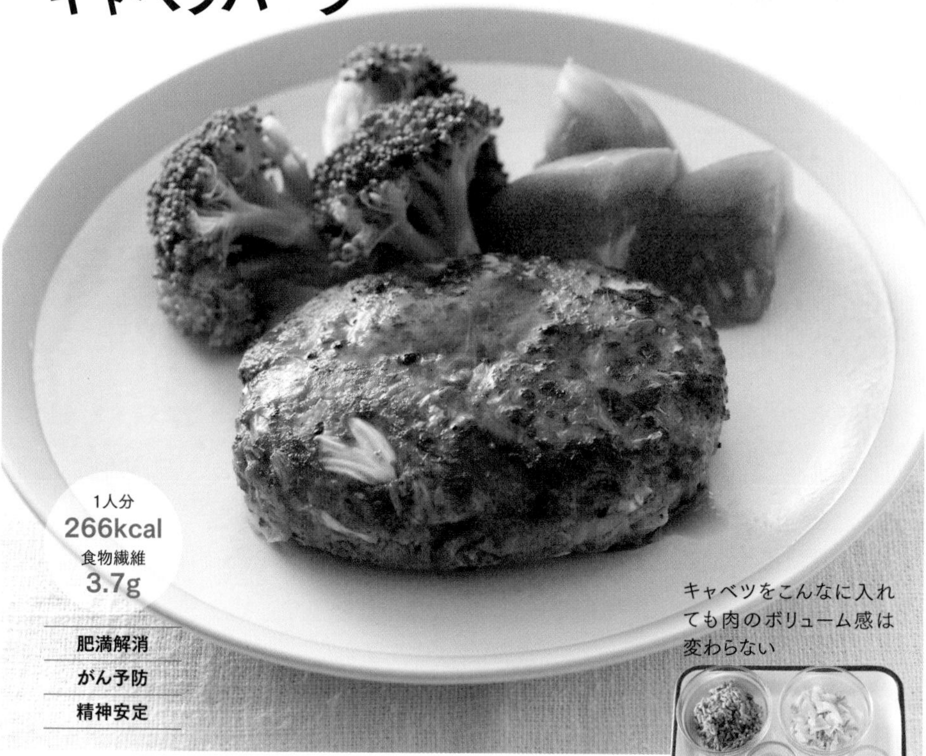

1人分
266kcal
食物繊維
3.7g

肥満解消
がん予防
精神安定

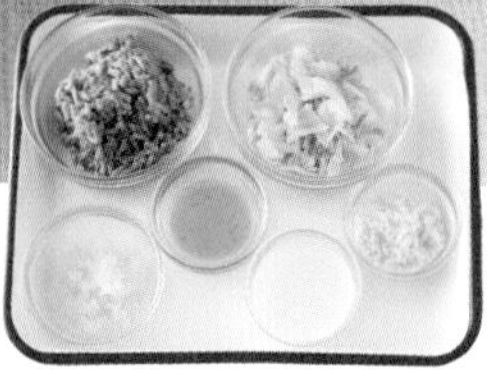

キャベツをこんなに入れても肉のボリューム感は変わらない

■ 作り方

1 玉ねぎはみじん切りにし、少量のオリーブ油（分量外）を混ぜ、電子レンジで30秒加熱する。パン粉は牛乳と混ぜる。卵は割りほぐす。

2 ボウルにひき肉、**1**、**A**を入れて混ぜ、キャベツを加えてよく練り混ぜ、2等分して小判型にまとめる。

3 フライパンにオリーブ油を熱して**2**を並べ、両面をこんがり焼く。

4 皿に盛り、ゆでたブロッコリー、食べやすく切ったトマトを添え、ポン酢しょうゆをかけて食べる。

■ 材料（2人分）

塩もみキャベツ
……基本の1/4量（生125g分）
合いびき肉……120g
玉ねぎ……1/8個
パン粉、牛乳……各大さじ1
卵……1/2個
A｜塩、こしょう、ナツメグ……各少量
オリーブ油……小さじ2
ブロッコリー……1/3株
トマト……1/2個
ポン酢しょうゆ……適量

オリゴ糖豊富な大豆製品油揚げに
ヘルシー食材を詰め込んだ健康宝袋

塩もみキャベツの袋焼き

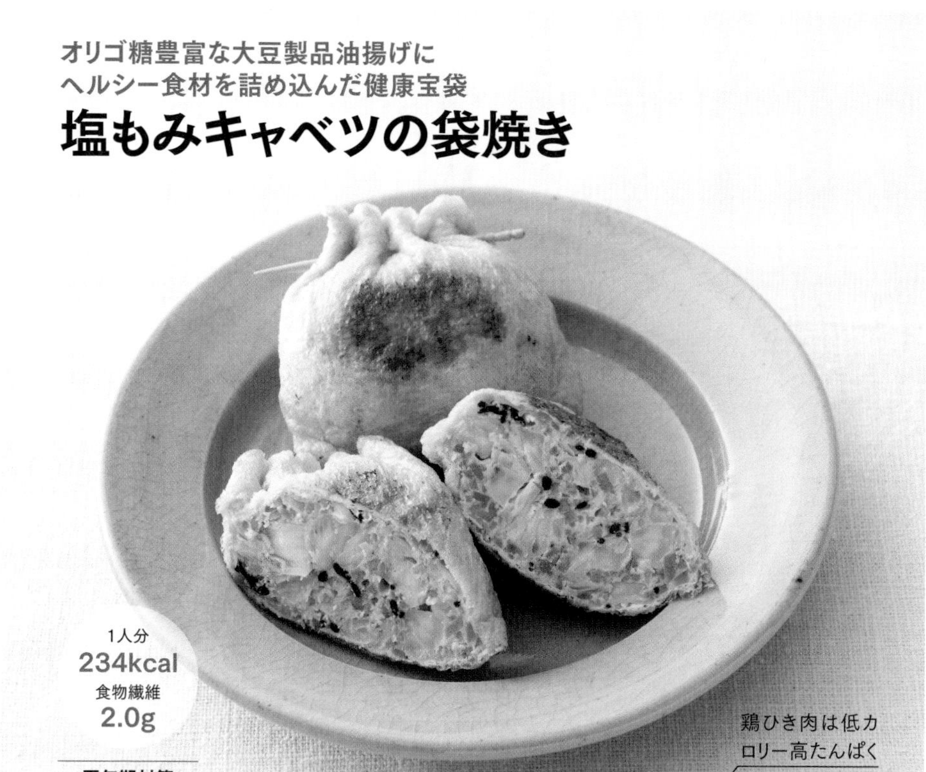

1人分
234kcal
食物繊維
2.0g

- **更年期対策**
- **疲労回復**
- **精神安定**

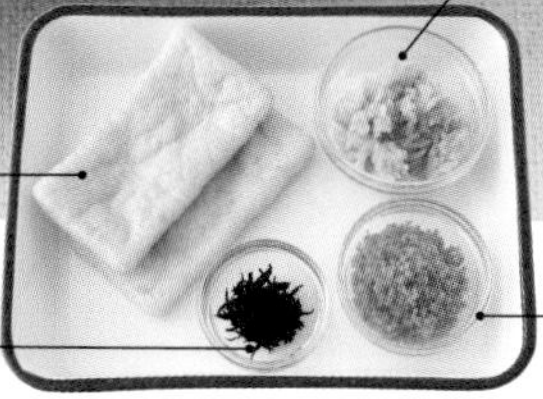
鶏ひき肉は低カロリー高たんぱく
油揚げにはイソフラボンが多い
にんじんはβ-カロテン豊富
ひじきは水溶性食物繊維が豊富

■ 作り方

1 にんじんはみじん切りにする。油揚げは半分に切って開く。
2 ボウルにひき肉と**A**を入れて混ぜ、水気をしぼったキャベツ、にんじん、ひじきを加えて練り混ぜる。
3 油揚げに**2**を詰め、口を楊枝で縫うように留める。
4 フライパンにごま油を熱し、**3**を並べて両面をこんがり焼き、酒を加えてふたをし、蒸し焼きにして火を通す。

■ 材料(2人分)

塩もみキャベツ
……**基本の1/4量**(生125g)
油揚げ……2枚
鶏ひき肉……100g
ひじき水煮(市販品)……大さじ1
にんじん……40g
A しょうゆ……小さじ1
　みりん……小さじ2
ごま油……小さじ2
酒……大さじ1

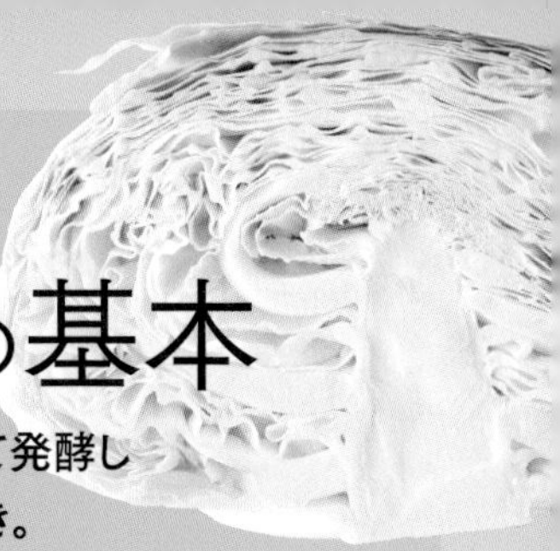

日本人の体に合う植物性乳酸菌がたっぷり

乳酸発酵キャベツの基本

空気中やキャベツの表面にいる常在菌が糖分をエサにして発酵し
自然に乳酸菌が生まれるのが乳酸発酵を利用した作りおき。
世界中にさまざまな乳酸漬けがあり、野沢菜やみぶな漬けも同じ仲間です。

材料と用具

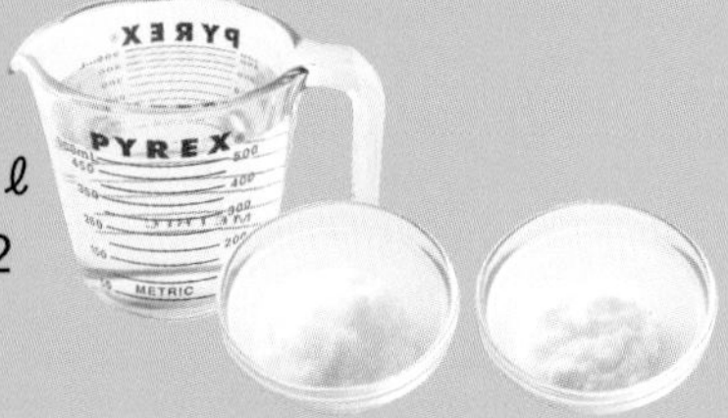

キャベツ……1/2個（正味500g）　水……2ℓ
塩……大さじ2（水の1.5%）　砂糖……小さじ2
赤とうがらし……2本　保存びん（容量3ℓ）

作り方

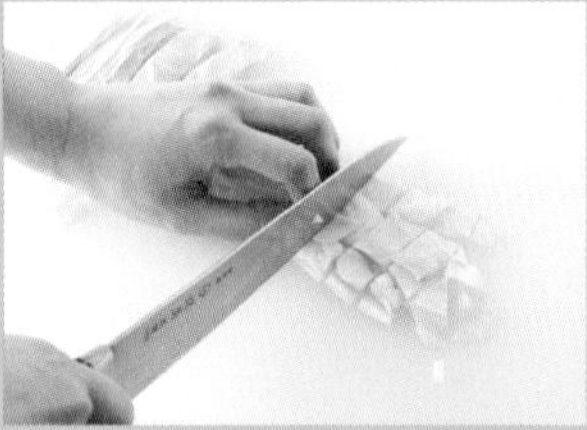

1

キャベツは2～3cm角に切る。せん切り、細切りなどでもよい。

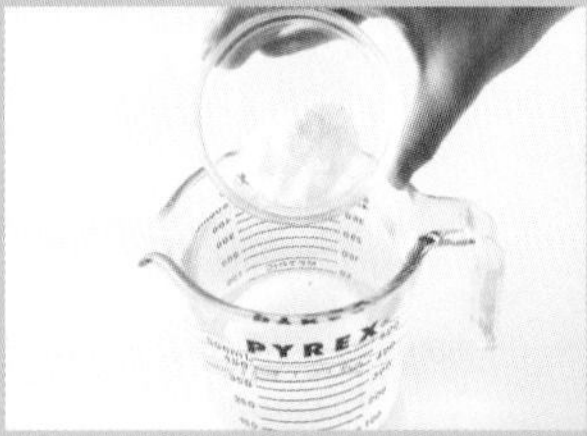

2

水1カップ程度に塩と砂糖を加えてよく溶かし、水を足して2ℓにする。

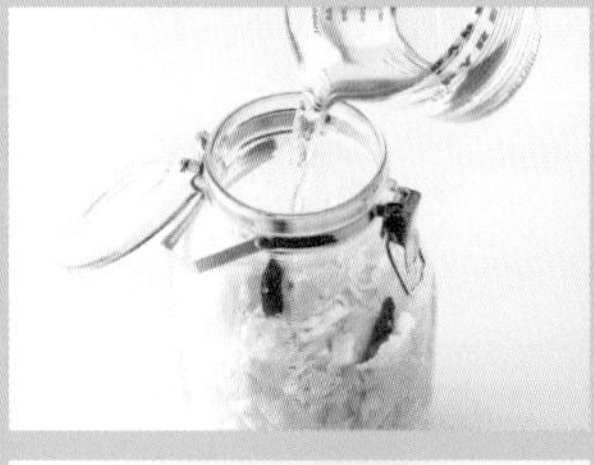

3

保存びんに**1**、赤とうがらしを入れて**2**を注ぎ、ふたをして常温で数日おく。

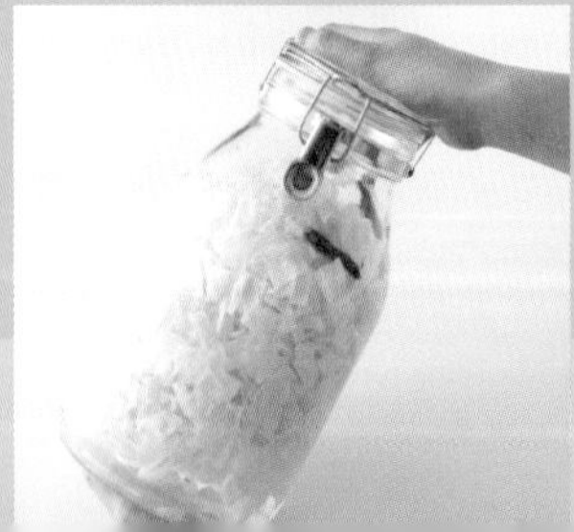

4

毎日容器を振って全体を混ぜる。

ポイント

消毒した清潔な容器を使い、様子を見ながら漬けること。毎日上下を入れ替えるように振り、ふつふつと泡が立ち上がっているのを確認。白いものが浮いたり、異臭がしてきたら失敗。

でき上がり！

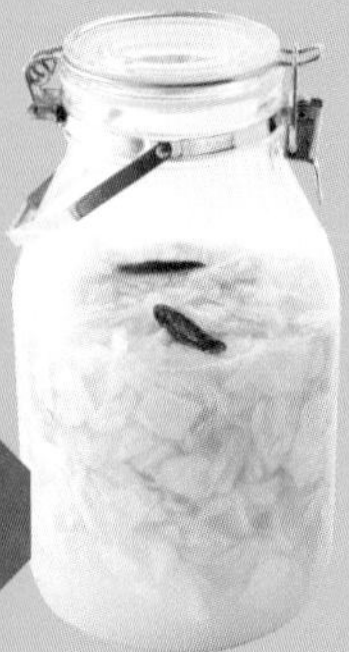

保存
冷蔵室で
約1カ月

少し濁って細かい泡が立ち、酸味が出てきたら冷蔵室に移す（夏は1～2日間、春・秋3～4日、冬は6～7日）。

乳酸発酵キャベツの有効な利用法は菌をたっぷり毎日とることです。加熱しても菌は腸内で活躍します

乳酸菌ごと大量に食べられる
簡単で低カロリーな副菜

発酵キャベツの水キムチ風

1人分
17kcal
食物繊維
1.2g

腸内環境改善
免疫力アップ
肥満解消

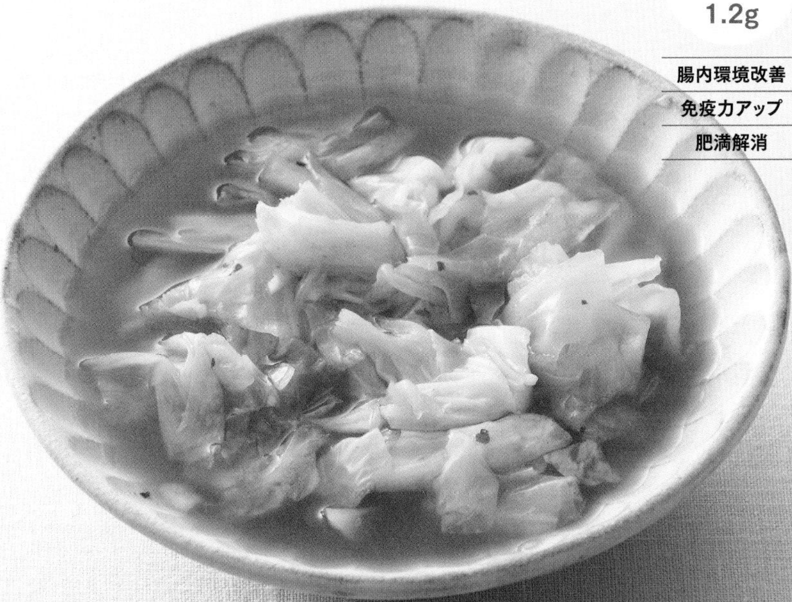

■ 材料（4人分）

発酵キャベツ
……基本の1/2量（約250g分）

A | 発酵汁……2カップ
  | 豆板醤……小さじ1/2
  | 砂糖……小さじ1/3

■ 作り方

ボウルにキャベツを入れ、よく混ぜた**A**を加えて混ぜる。

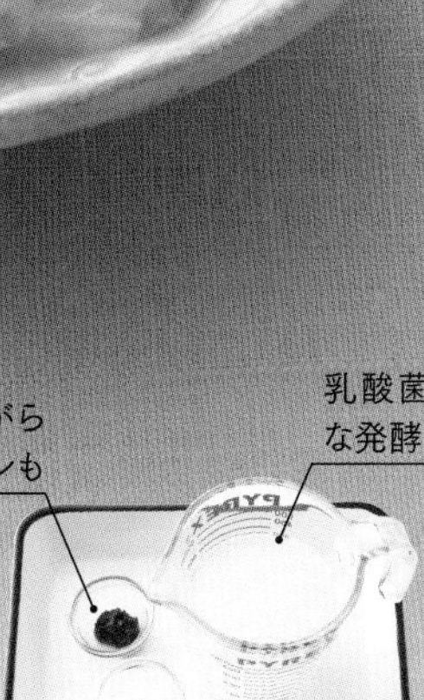
豆板醤でとうがらしのカプサイシンも
乳酸菌たっぷりな発酵汁を活用
砂糖

ゆで豚は低カロリーで高たんぱく、筋肉の維持にもおすすめ。
発酵キャベツの漬け汁でゆでるとやわらかくなる

ゆで豚の発酵キャベツ添え

1人分
284kcal
食物繊維
2.3g

疲労回復
血管強化
老化防止

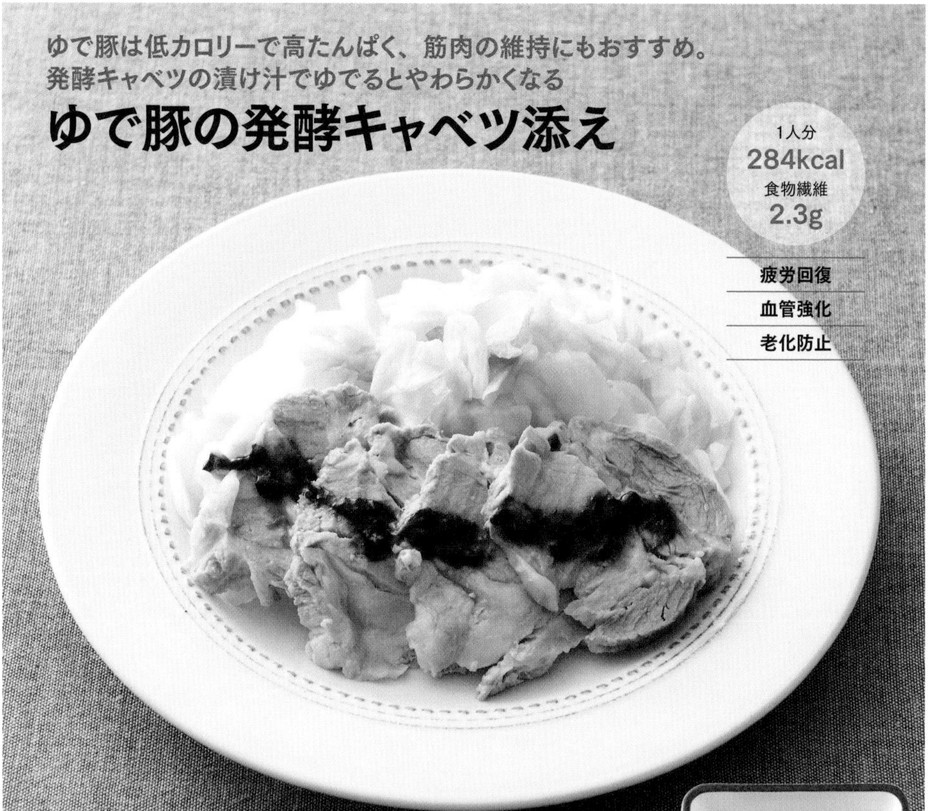

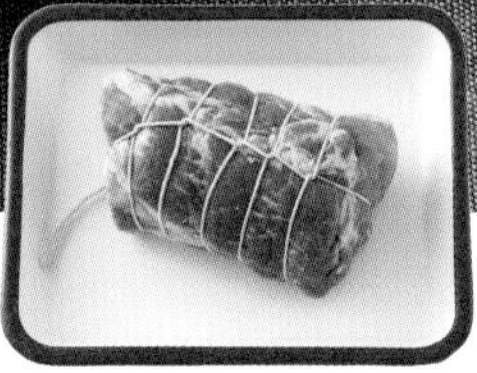

疲労回復にも役立つ豚肉。たこ糸で巻いてゆでるとくずれない

■ 作り方

1 豚肉はたこ糸を巻いて形を整える。

2 鍋に**A**を合わせ、**1**を入れて火にかけ、煮立ったらアクを除き、ときどき上下を返しながら1時間ほどゆでる。ゆで汁が少なくなったら水を足す。

3 **2**を薄切りにして皿に盛り、キャベツを添える。好みでブルーベリージャム少々を添えるとおいしい。

※ゆで汁はそのままでは塩気が強いが、水を足してスープにするとおいしい。

■ 材料（2人分）

発酵キャベツ
……基本の1/2量（生250g分）

豚肩ロースかたまり肉
……400g（肉は4人分）

A
発酵汁……5カップ
塩……小さじ2

※かたまり肉は4人分まとめてゆでる。1人分はゆでて70g約4切れ

発酵食チーズとのダブル効果が期待できる。
カルシウムも豊富な優等生サラダ

カリカリベーコンとたっぷりおろしチーズのサラダ

1人分
137kcal
食物繊維
1.5g

腸内環境改善
老化防止
認知症予防

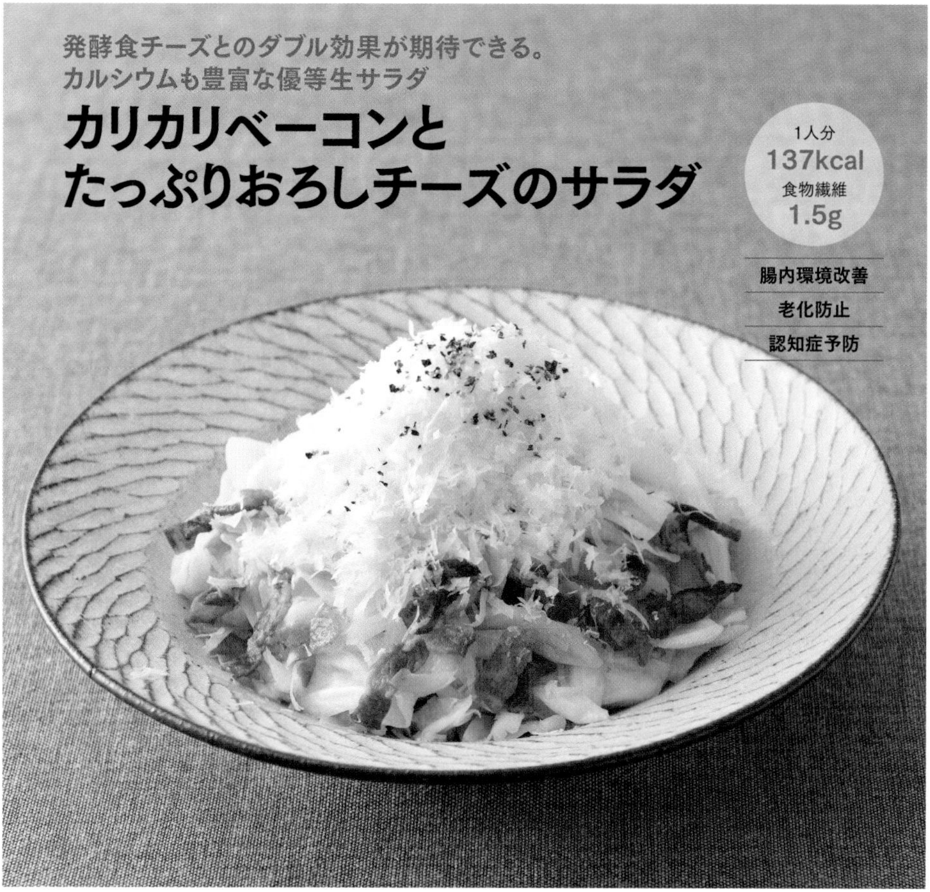

■ 作り方

1 ベーコンは8㎜幅に切ってフライパンでカリカリに炒める。
2 パルメザンチーズはすりおろす。
3 キャベツを器に盛って**1**を散らし、**2**をのせて粗びき黒こしょうを振る。

■ 材料（2人分）

発酵キャベツ
……基本の1/3量（生170g分）
ベーコン……2枚
パルメザンチーズ（かたまり）……15g
粗びき黒こしょう……少量
※かたまりのチーズがなければ粉チーズでも。

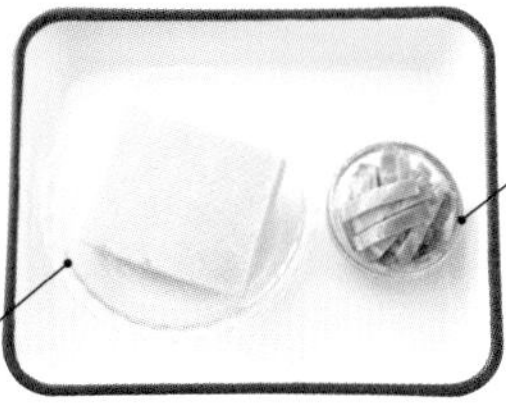

ベーコンはしっかり脂を抜く

チーズはたんぱく質やカルシウムが豊富

まぐろの赤身はミネラル豊富で低カロリー。
発酵キャベツで消化もよくして腸の負担を減らす

発酵キャベツ＆まぐろステーキ

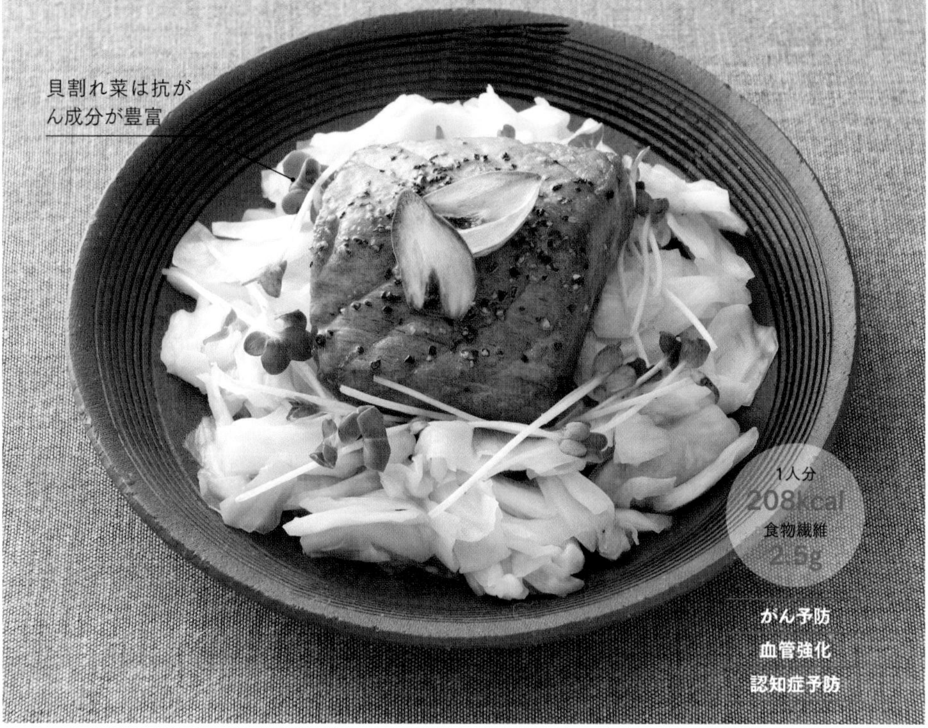

貝割れ菜は抗がん成分が豊富
1人分
208kcal
食物繊維
2.5g
がん予防
血管強化
認知症予防

■ 作り方

1 まぐろは半分に切り、塩、こしょうを振る。にんにくは薄切りにする。

2 フライパンにオリーブ油を熱してにんにくを炒め、色づいてきたら取り出し、まぐろを並べ入れて両面をこんがり焼きつける。

3 皿に汁気をきったキャベツを盛り、**2**をのせ、にんにくと貝割れ菜をのせる。

■ 材料(2人分)

発酵キャベツ
……基本の1/2量(生250g分)
まぐろ赤身さく……1さく(180g)
にんにく……1かけ
塩、粗びき黒こしょう……各少量
オリーブ油……小さじ2
貝割れ菜……少量

まぐろはDHAやEPAと、
鉄などのミネラルが豊富

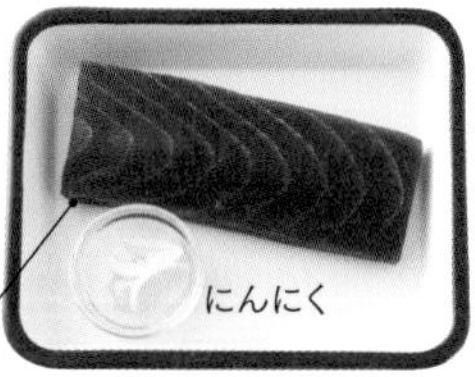

にんにく

発酵キャベツの漬け汁に含まれる乳酸菌は加熱しても
腸の調子を整えてくれる。具材にうまみもプラス

発酵キャベツのポトフ

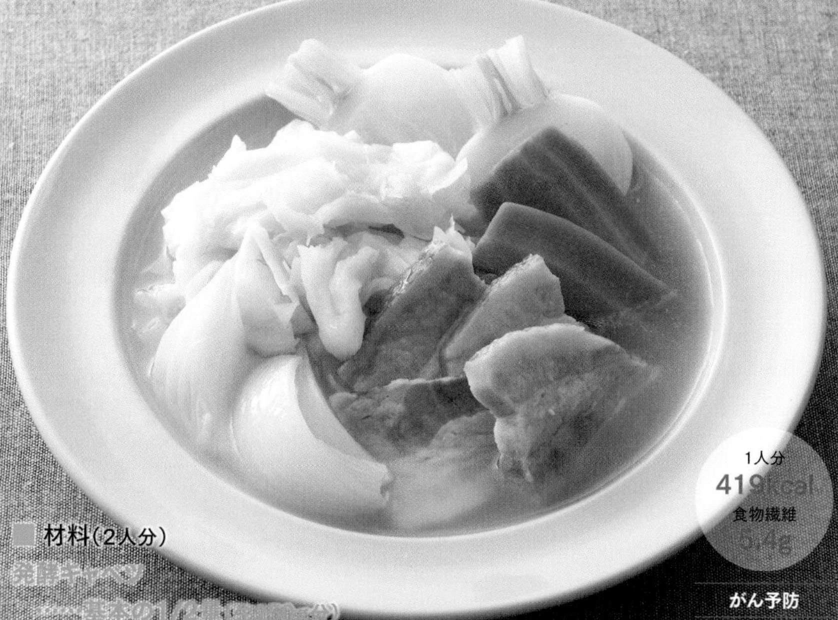

1人分
419kcal
食物繊維
5.4g

がん予防
疲労回復
精神安定

■ 材料（2人分）

発酵キャベツ
……基本の1/2量（[illegible]分）
厚切りベーコン……160g
玉ねぎ……1個
にんじん……1/2本
かぶ……2個
A｜発酵汁……1カップ
　｜水……4カップ
　｜洋風スープのもと……1個
塩、こしょう……各少量

■ 作り方

1 ベーコンは食べやすく切り、玉ねぎは縦4等分、にんじんは縦半分に切る。
2 かぶは茎を2㎝残して縦半分に切る。
3 鍋に**A**を入れて**1**を加え、火にかけて煮込む。**2**とキャベツを加えてさらに煮て、塩、こしょうで調味する。

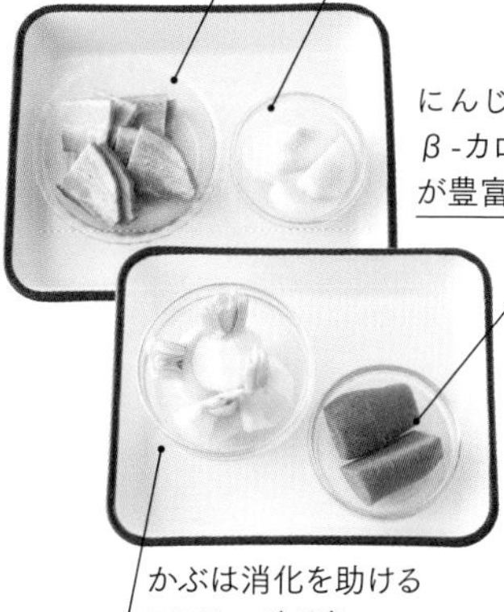
ベーコンはうまみが濃く、野菜をおいしくする
玉ねぎはオリゴ糖たっぷり
にんじんはβ-カロテンが豊富
かぶは消化を助けるアミラーゼが多い

加熱しなくても組織が壊れて吸収がよくなる

冷凍キャベツの基本

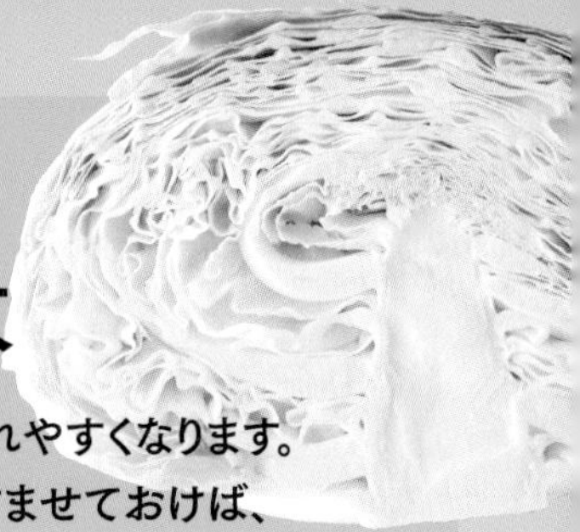

キャベツは冷凍することで繊維が壊れて栄養素が吸収されやすくなります。また、洗う、切るといった野菜料理のめんどうな手順をすませておけば、調理がラクになるので、キャベツ健康法が続けやすいのもメリット。

材料と用具

キャベツ……1/2個（正味500g）
ファスナー付き保存袋

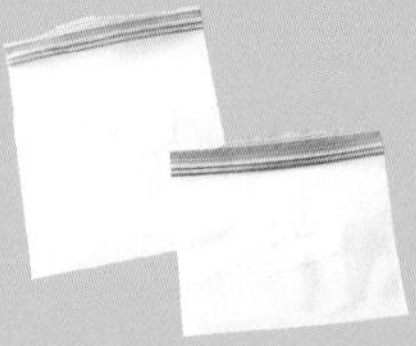

作り方

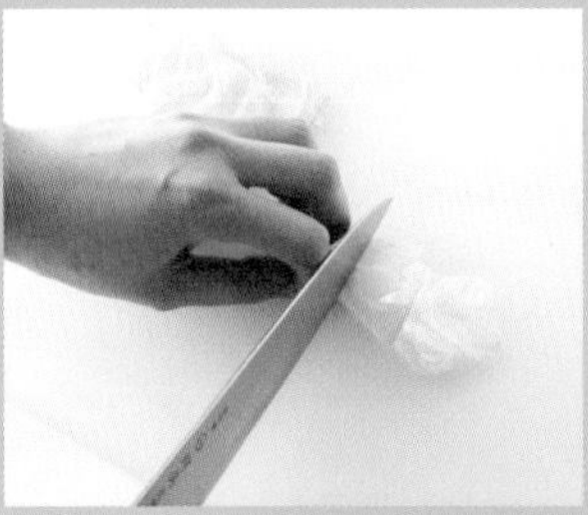

1
キャベツは3～4cm角に切る。せん切り、細切りでもよい。

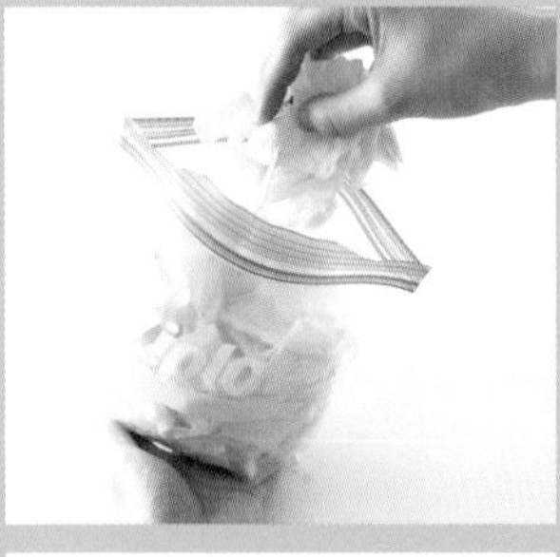

2
ファスナー付き保存袋に使いやすい分量ずつ小分けして入れる。

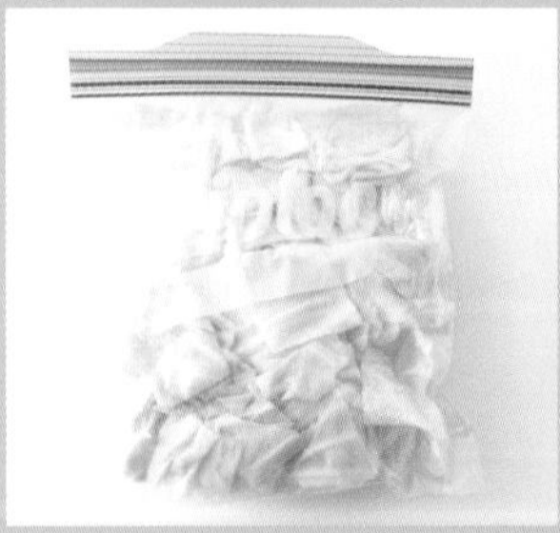

3
できるだけ空気を抜いてファスナーをしっかり閉じ、冷凍する。

ポイント

洗ってしっかり水気を取ってから切るのがパラパラに冷凍するコツ。芯も薄切りにして冷凍すれば、かたさを感じず食べやすい。解凍するとベチャッとしてしまうので、凍ったまま調理するのがポイント。

できた上がり！

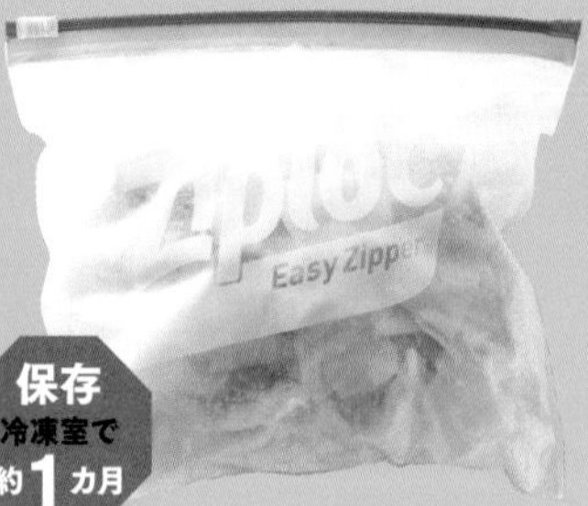

保存 冷凍室で約1カ月

冷凍してもくっつかないので必要な量を取り出して使える（写真は250gずつ2袋に）。

凍ったままで加熱すると
火の通りが早く時短になる
やわらかくしたいレシピに最適

植物性たんぱく質豊富な油揚げと合わせて
さっぱりと健康的な和食の副菜に

キャベツの煮びたし

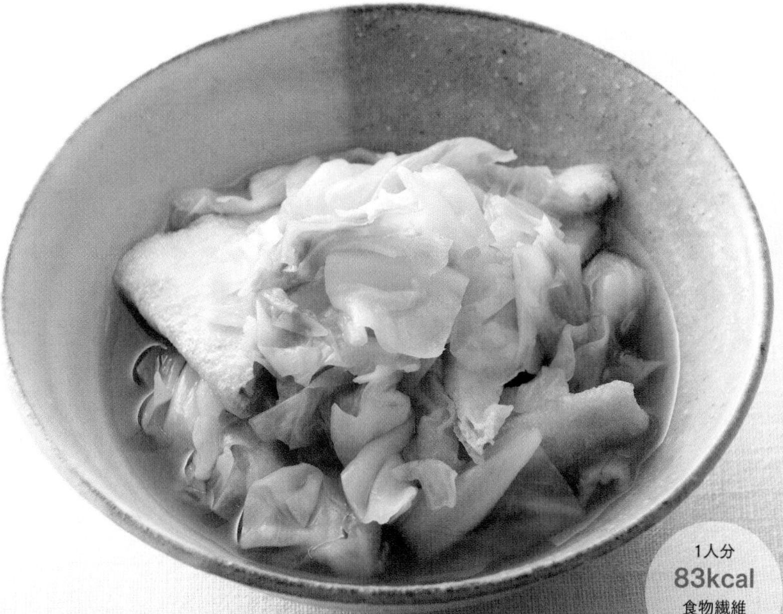

1人分
83kcal
食物繊維
1.9g

がん予防
更年期対策
肥満解消

■ 材料（2人分）

冷凍キャベツ……200g
油揚げ……1枚
A　だし……1カップ
　しょうゆ、みりん……各大さじ1

■ 作り方

1 油揚げは長さを3等分に切ってから斜め半分に切る。
2 鍋に**A**を煮立て、**1**、凍ったままのキャベツを加え、さっと火を通す。

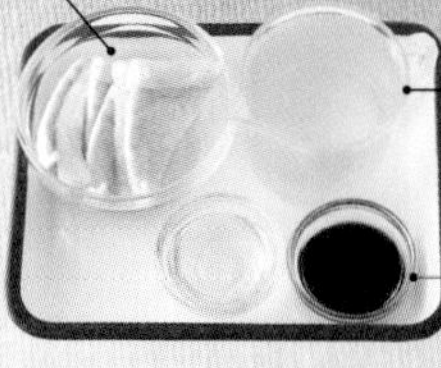
油揚げはコクが加わり、満足感アップ
だしを使うとうまみで減塩に
しょうゆやみりんは日本の発酵調味料

手軽に魚の栄養素がとれるちくわは便利食材。
同じくたんぱく質豊富な卵とキャベツでバランスよし

キャベツとちくわの卵とじ

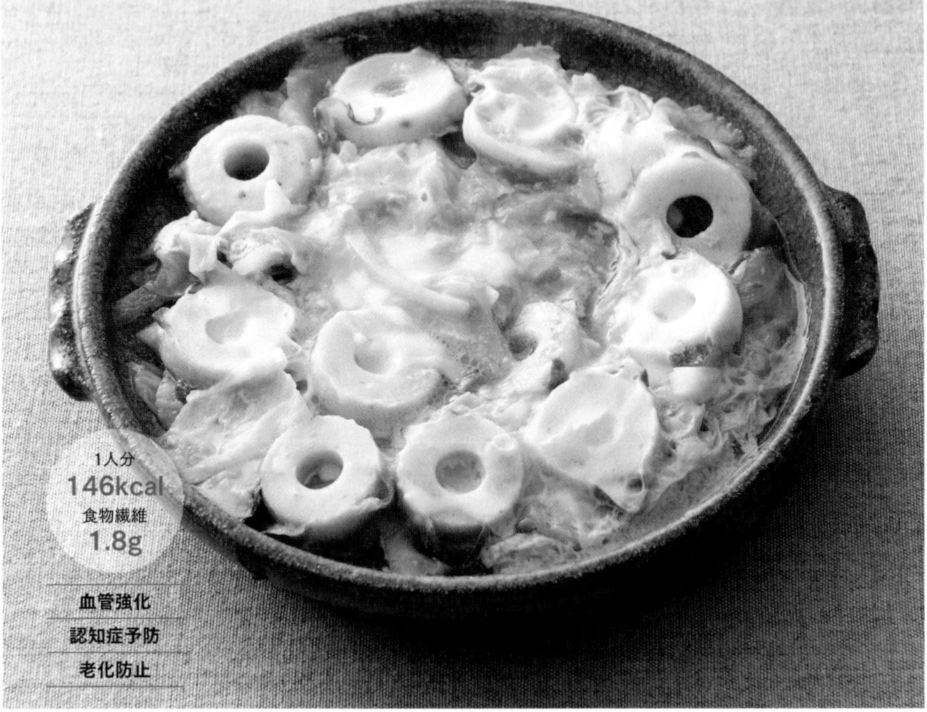

1人分
146kcal
食物繊維
1.8g

血管強化
認知症予防
老化防止

■ 作り方

1 玉ねぎは薄切り、ちくわは5㎜厚さの輪切りにする。

2 浅鍋（小さめのフライパンでも）に**A**の半量を煮立て、玉ねぎ、凍ったままのキャベツ、ちくわを半量ずつ加え、野菜がしんなりしたら、溶きほぐした卵1個分を回し入れてふたをし、半熟状に仕上げる。同様にもうひとつ作る。

■ 材料（2人分）

冷凍キャベツ……150g
玉ねぎ……1/4個
ちくわ……1本
卵……2個
A | めんつゆ(2倍濃縮)……大さじ3
　| 水……1/2カップ

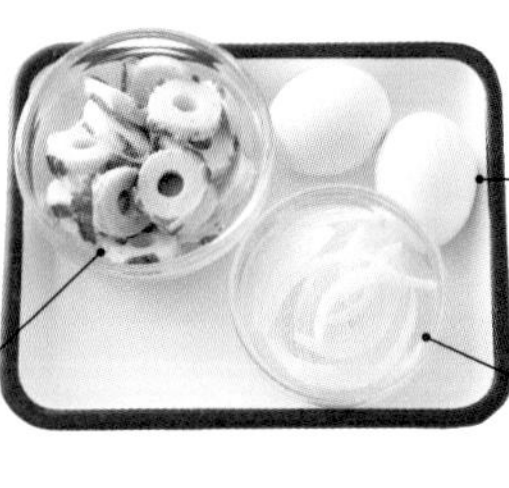

卵は良質なたんぱく源

玉ねぎの硫化アリルで血液サラサラ

ちくわは魚の栄養が手軽にとれる

麺をしらたきに代えて糖質オフ&カロリーカット!
なつかしい味でキャベツもたっぷり食べられる

しらたき塩焼きそば

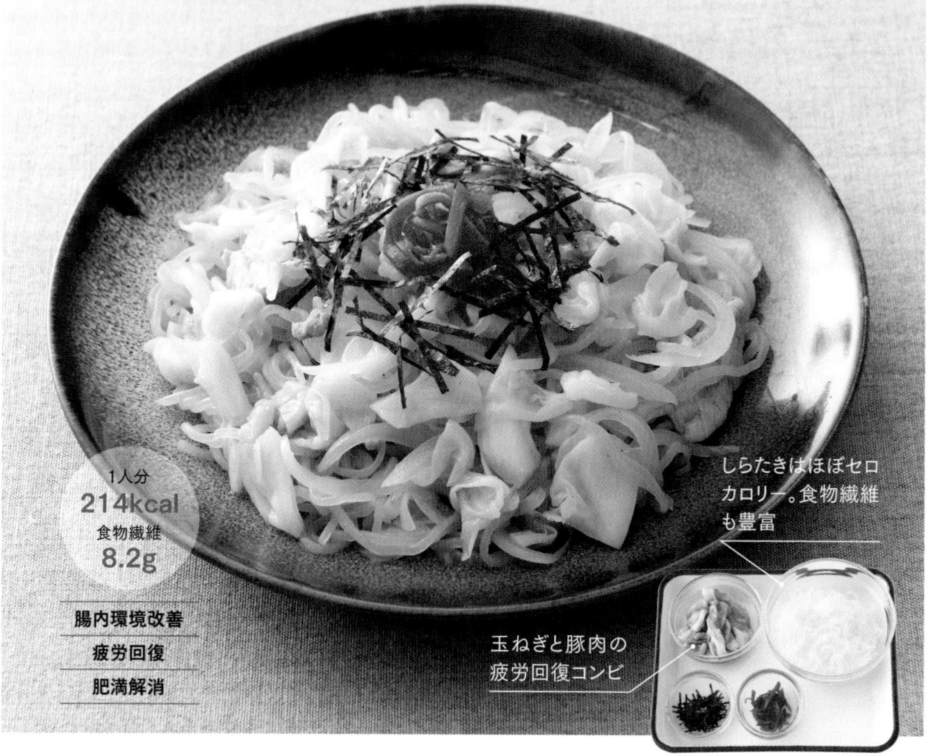
しらたきはほぼセロカロリー。食物繊維も豊富
玉ねぎと豚肉の疲労回復コンビ

1人分
214kcal
食物繊維
8.2g

腸内環境改善
疲労回復
肥満解消

■ 作り方

1 豚肉は食べやすく切り、玉ねぎは薄切りにする。

2 しらたきは水気をきってざく切りにする。

3 フライパンにごま油小さじ1を熱して**2**を炒め、しょうゆで味をつけ、一度取り出す。

4 **3**のフライパンにごま油小さじ1を足して**1**をよく炒め、凍ったままのキャベツを加えて炒め合わせ、しんなりしたら**3**を戻し、**A**で調味する。皿に盛り、のりを振って紅しょうがを添える。

■ 材料(2人分)

冷凍キャベツ……200g
豚こま切れ肉……100g
玉ねぎ……1/4個
しらたき(アク抜きずみ)……400g
しょうゆ……小さじ2
ごま油……小さじ2
A 酒……大さじ1
鶏ガラスープのもと……小さじ1/2
塩……小さじ1/3
こしょう……少量
刻みのり、紅しょうが……各適量

鉄分補給にイチオシのレバーとスタミナ野菜のにら。
にんにくやごま油でキャベツのパワーをあと押し

キャベレバにら炒め

1人分
146kcal
食物繊維
3.0g

がん予防
疲労回復
認知症予防

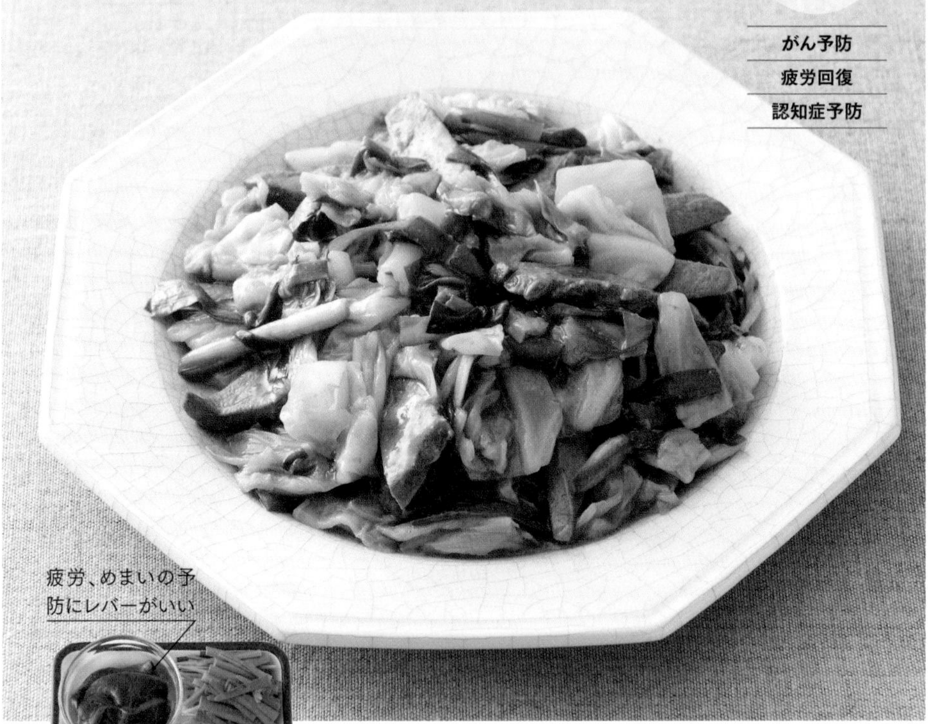

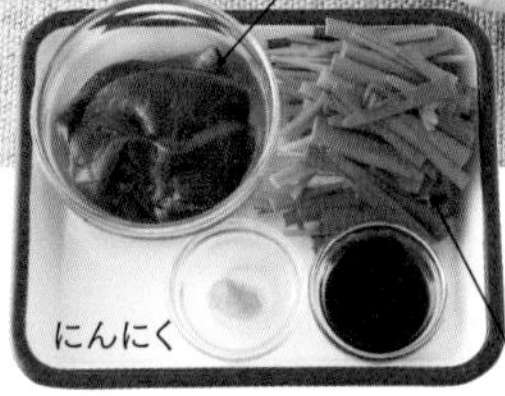

疲労、めまいの予防にレバーがいい

にらには血液サラサラ成分と、抗酸化成分がたっぷり

■ 材料（2人分）

冷凍キャベツ……200g
豚レバー……100g
A　おろしにんにく……1/2かけ分
　　塩、こしょう……各少量
にら……1/2束
ごま油……小さじ2
B　オイスターソース……小さじ2
　　しょうゆ……小さじ1
　　砂糖……小さじ1/2
　　塩、こしょう……各少量
片栗粉……小さじ1/4

■ 作り方

1 レバーは一口大に切り、**A**で下味をつける。にらは5〜6㎝長さに切る。
2 フライパンにごま油小さじ1を熱し、レバーを炒め、一度取り出す。
3 残りのごま油を足して凍ったままのキャベツを炒め、しんなりしたら**2**を戻し入れ、にらを加えて炒め合わせる。よく混ぜた**B**で調味し、片栗粉を倍量の水で溶いて回し入れ、さっと炒めて仕上げる。

あさりに豊富なミネラルをがっつりとれて、
うまみが移ったキャベツもモリモリ食べられる

キャベツとあさりのバター炒め

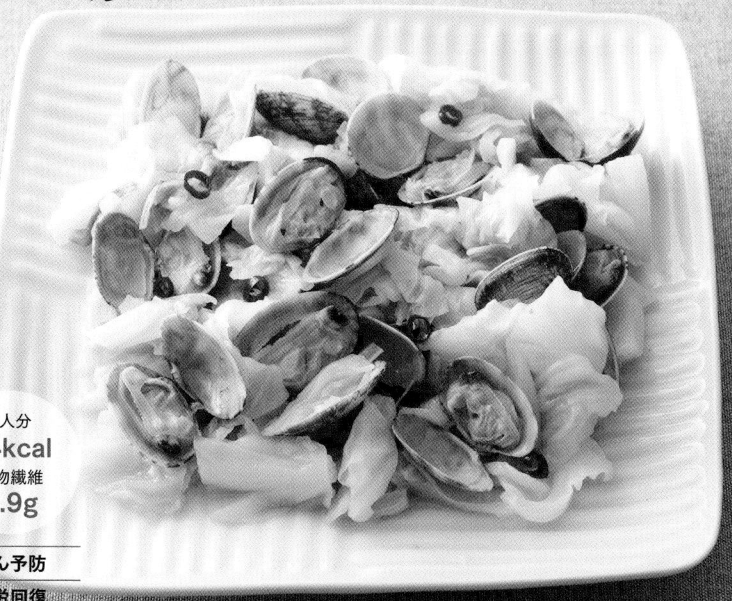

1人分
84kcal
食物繊維
1.9g

がん予防
疲労回復
老化防止

作り方

1 あさりは砂抜きする。にんにくはみじん切りに。赤とうがらしは種を除いて水でもどし、輪切りにする。

2 フライパンにバターを溶かして**1**を炒め、凍ったままのキャベツ、白ワインを加え、ふたをして蒸し焼きにする。あさりの殻が開いたら塩、こしょうで味をととのえる。

材料（2人分）

冷凍キャベツ……200g
殻付きあさり……200g
にんにく……1/2かけ
赤とうがらし……1本
バター、白ワイン……各大さじ1
塩、こしょう……各少量

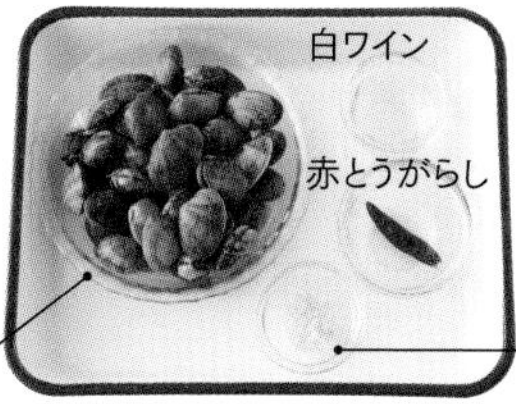

あさりにはミネラルが豊富。タウリンには疲労回復効果が

にんにくでパワーアップ

Column

老化を防ぐ油の選び方

老化を防ぐためには、オイルカットのしすぎはダメ。良質な油を適量とることが大切です。油は脳の活動を促し、腸の動きも活発にします！不飽和脂肪酸は血液中の中性脂肪やコレステロールを増やすので控えめに。植物性の液体の油にも種類があるので特色を知って選びましょう。

油

常温で固体 飽和脂肪酸

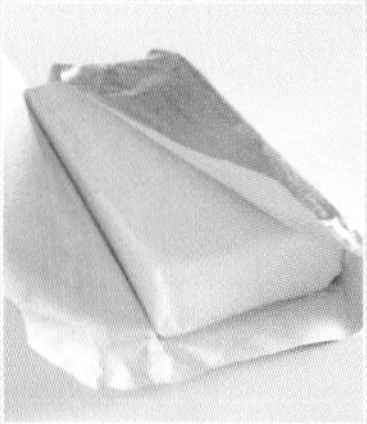

バター、ラードなどの動物性の脂肪や、ココナッツオイルなどの植物油に多く、とりすぎると中性脂肪が増える。

常温で液体 不飽和脂肪酸

大豆油、オリーブ油などの植物油に多い。含まれる脂肪酸の種類で分類される。過不足なくとり入れたい。

一価不飽和脂肪酸

オメガ9
オレイン酸

酸化しにくい。オリーブ油などは自然にしぼったものを選ぶこと。

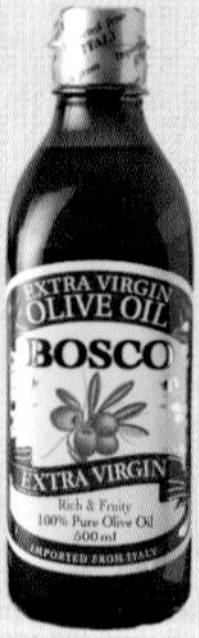

適度に！

- オリーブ油
- なたね油

多価不飽和脂肪酸

オメガ6
リノール酸

とりすぎると血管をかたくする。外食や市販品に多く使われている。

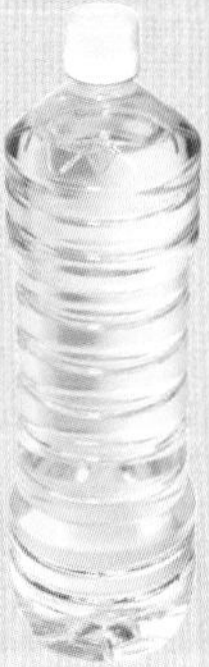

控えめに！

- ごま油
- コーン油
- 紅花油

オメガ3
α-リノレン酸

脳の働きをよくする。熱に弱いので生でとりたい！

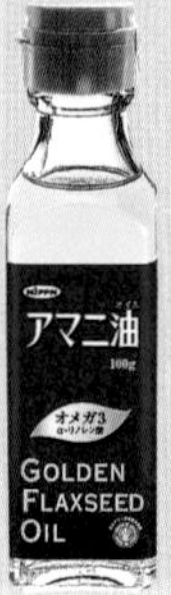

積極的に！

- アマニ油
- えごま油

PART 5

一度にたっぷり食べられる

爆食キャベツレシピ

思わず箸が止まらなくなるような
山盛りキャベツのごちそうはいかがですか？
いつものおかずにたっぷりキャベツを追加したり、
ホカホカ鍋を囲んだり……。
どれも無理なく食べられて本当においしいのでお試しを！

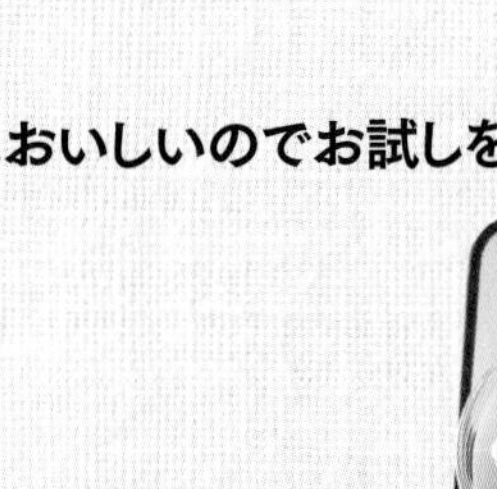

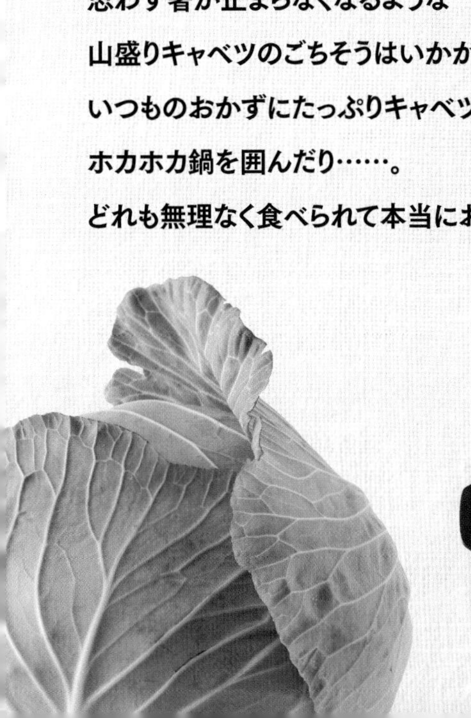

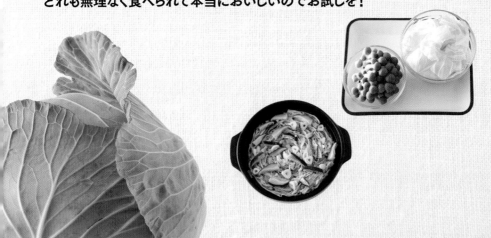

骨付き肉から溶け出すうまみで
たんぱくなキャベツやきのこにコクを

キャベツと鶏の博多風水炊き

■ 材料（2人分）

キャベツ……250g
鶏手羽元……6本
木綿豆腐……1丁（300g）
しめじ……1パック
酒……大さじ3
ポン酢しょうゆ……適量
薬味　もみじおろし（大根、とうがらし）
……適量
青ねぎの小口切り……適量

■ 作り方

1　鍋に水3～4カップと酒を合わせ、鶏肉を入れて1時間ほど煮る。途中水が足りなくなったら足す。
2　キャベツは5～6㎝角、豆腐は6等分に切る。しめじは根元を切って小房に分ける。
3　**1**に**2**を適宜加えながら煮て、ポン酢しょうゆと薬味で食べる

豆腐は大豆の有効成分が豊富で低カロリーな鍋の友

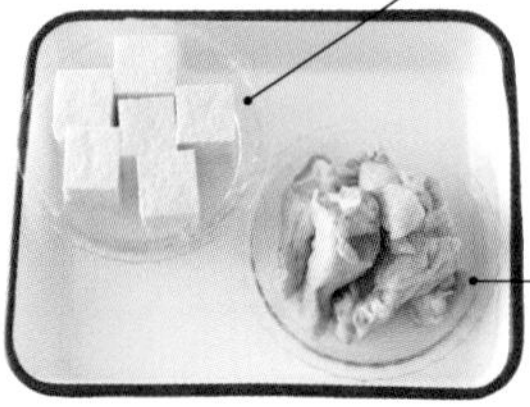

鶏手羽元はコラーゲン豊富で疲労回復成分も

キャベツはカロリーを気にしなくていいから、量は増やしてOK

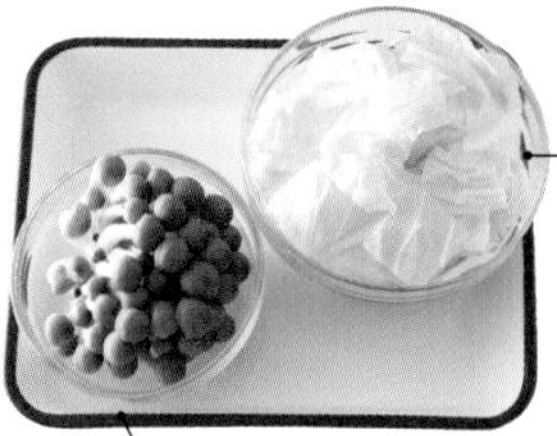

しめじは食物繊維がたっぷり。β-グルカンで免疫力アップ

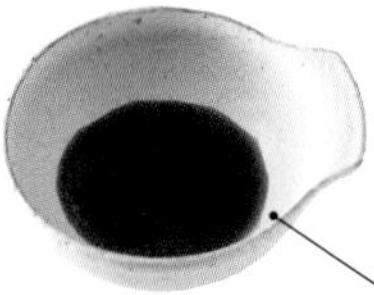

市販のポン酢しょうゆは酢や柑橘のしぼり汁をプラスすると減塩でき、酢酸の効果も

ねぎは免疫力アップ、抗菌効果が高い

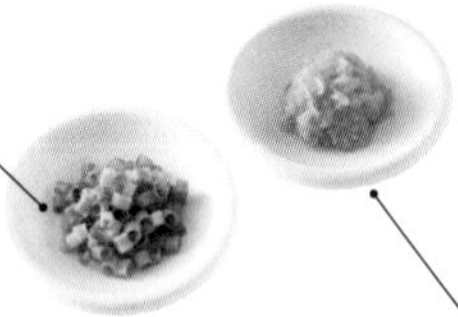

もみじおろしは大根に穴をあけ、とうがらしを差し込んですりおろすが、大根おろしに豆板醤、かんずりなどを混ぜてもOK

きのこの健康効果

免疫力を上げ、食物繊維が多く、他にも有効な成分が豊富でその上低カロリーなきのこは毎日でも食べたいおすすめの食材です。根元を切り落とせば洗わずに使えるのもうれしい。しめじだけでなく、しいたけ、エリンギ、えのきだけなど、どれも鍋によく合う食材です。

**爆食キャベツレシピには、
目安の分量を記載していますが、
キャベツの量を増やしてもOK。
とにかくおいしいから長続き！**

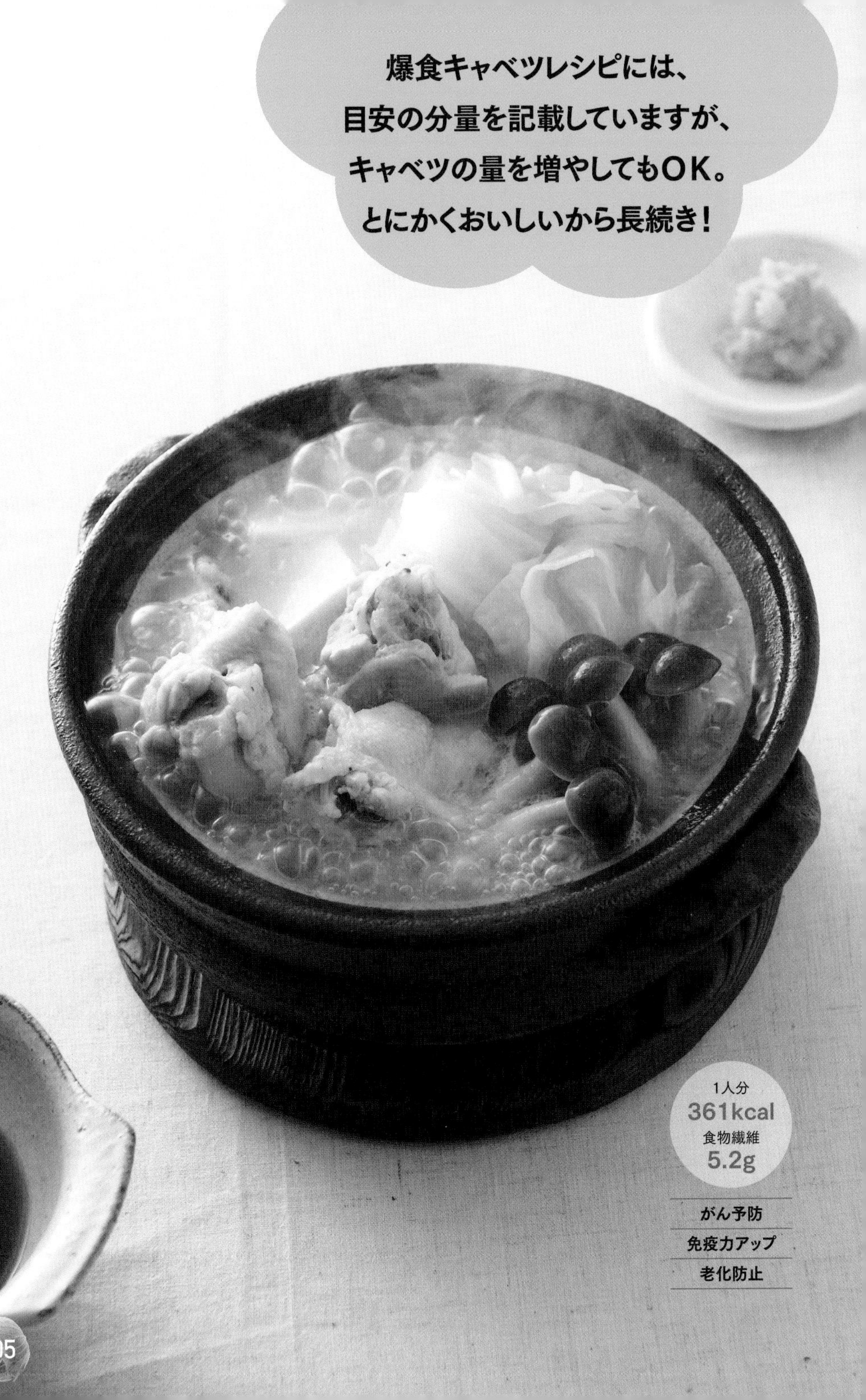

1人分
361kcal
食物繊維
5.2g

がん予防
免疫力アップ
老化防止

植物性たんぱく質が豊富な豆腐を揚げた厚揚げは
発酵調味料を生かした腸活になるレシピに

厚揚げの回鍋肉風

■ 作り方

1 キャベツは4～5cm角に切る。しょうがはせん切りにし、ピーマンは乱切りにする。

2 厚揚げは1cm厚さの色紙切りにする。

3 フライパンにごま油を熱して厚揚げの両面を焼き、**1**を加えて炒め合わせ、よく混ぜた**A**を加えてひと炒めする。

■ 材料(2人分)

キャベツ……200g
厚揚げ……1枚(200g)
しょうが……1/2かけ
ピーマン……1個
ごま油……小さじ1
A 甜麺醤……大さじ1
酒……大さじ1/2
しょうゆ、砂糖……各小さじ1
豆板醤……小さじ1/2
塩、こしょう……各少量

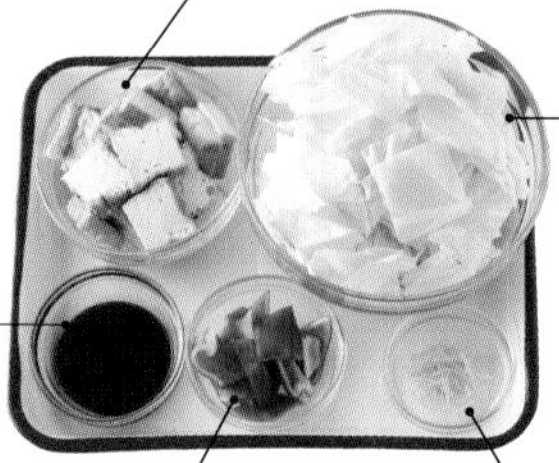

厚揚げはさっと湯通ししてカロリーカット
キャベツはこれで1人100gも食べられる
甜麺醤は、なければ赤みそで代用してもいい
加熱したしょうがは代謝を上げ、体を温める
β-カロテンたっぷりのピーマン

中国の発酵食品

中国料理には発酵食品がたくさんあります。おなじみの豆板醤はそら豆に塩や油を加えて発酵させたもの。とうがらしを加えたピリ辛味のもの有名です。甜麺醤は小麦粉を発酵させたコクのあるみそのような調味料。大豆をそのままの形で発酵させた豆鼓、大豆ベースのみそ状の豆鼓醤ほか多種多様。調味料以外には豆腐を発酵させた腐乳なども親しまれています。日本でもおなじみのザーサイも発酵漬け物です。

キャベツをたっぷり食べるコツは たんぱく質食材と組み合わせ、しっかり味でつい手が伸びる おかずにするのがポイント！

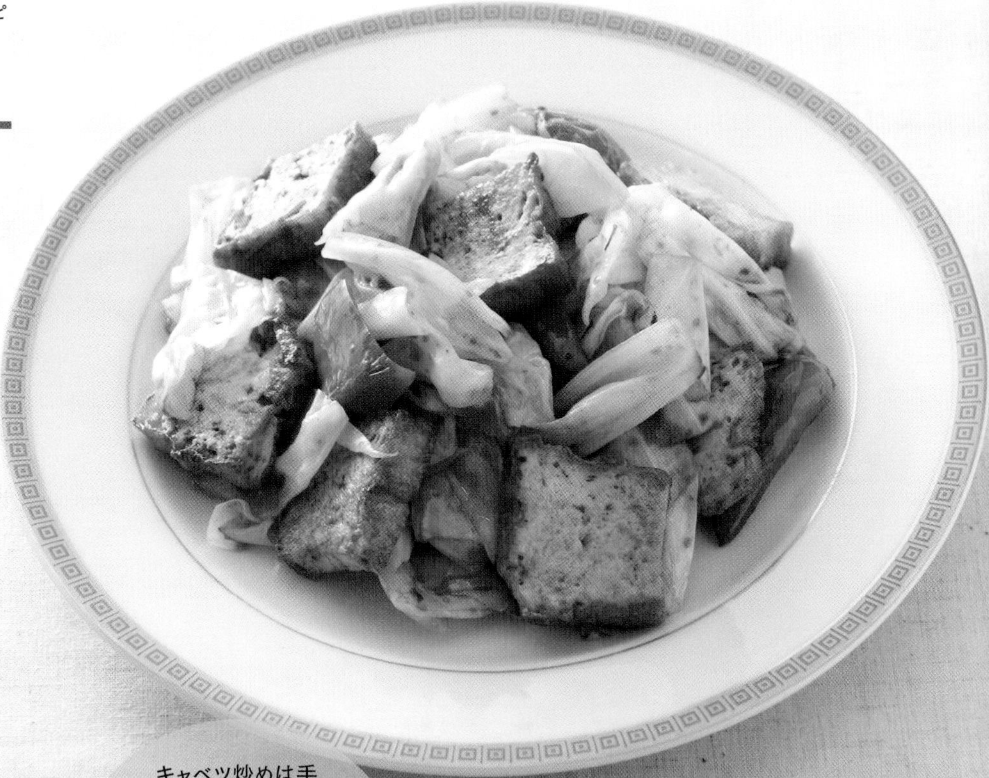

キャベツ炒めは手軽なキャベツの食べ方の代表。こま切れ肉と組み合わせた肉キャベツ炒め、にんじんやピーマンをプラスした野菜炒めもおすすめ。麺の具材にしてもおいしい。ポイントは強火で手早く加熱し、シャキッと仕上げること。

1人分
231kcal
食物繊維
3.2g

免疫力アップ
老化防止
更年期対策

豚肉のうまみがしみてキャベツが進む！
ごま油、しいたけ、にんにくで健康アップ

豚バラキャベツの重ね鍋

■ 作り方

1 干ししいたけは4 ～ 5カップの水に浸けてもどし、石づきを取って5㎜厚さに切り、長さを半分に切る。もどし汁は取っておく。にんにくは薄切りにする。

2 豚肉は3 ～ 4㎝幅に切る。

3 キャベツは鍋に合わせて切り、立てるように並べ入れ、間に**2**をはさみ込んでいく。

4 しいたけ、にんにくを散らし、もどし汁を注いでごま油大さじ2を回しかけ、1時間ほど煮る。煮汁が減ったら水を足す。仕上げに残りのごま油を回しかけ、塩、とうがらしで食べる。

■ 材料（2人分）

キャベツ……300g
豚バラ薄切り肉……150g
干ししいたけ……2枚
にんにく……2かけ
ごま油……大さじ3
塩、七味とうがらし……各適量

キャベツは鍋の深さに合わせて切り、立てるように並べてぎっしり詰めると、間に豚肉をはさみ込みやすい。

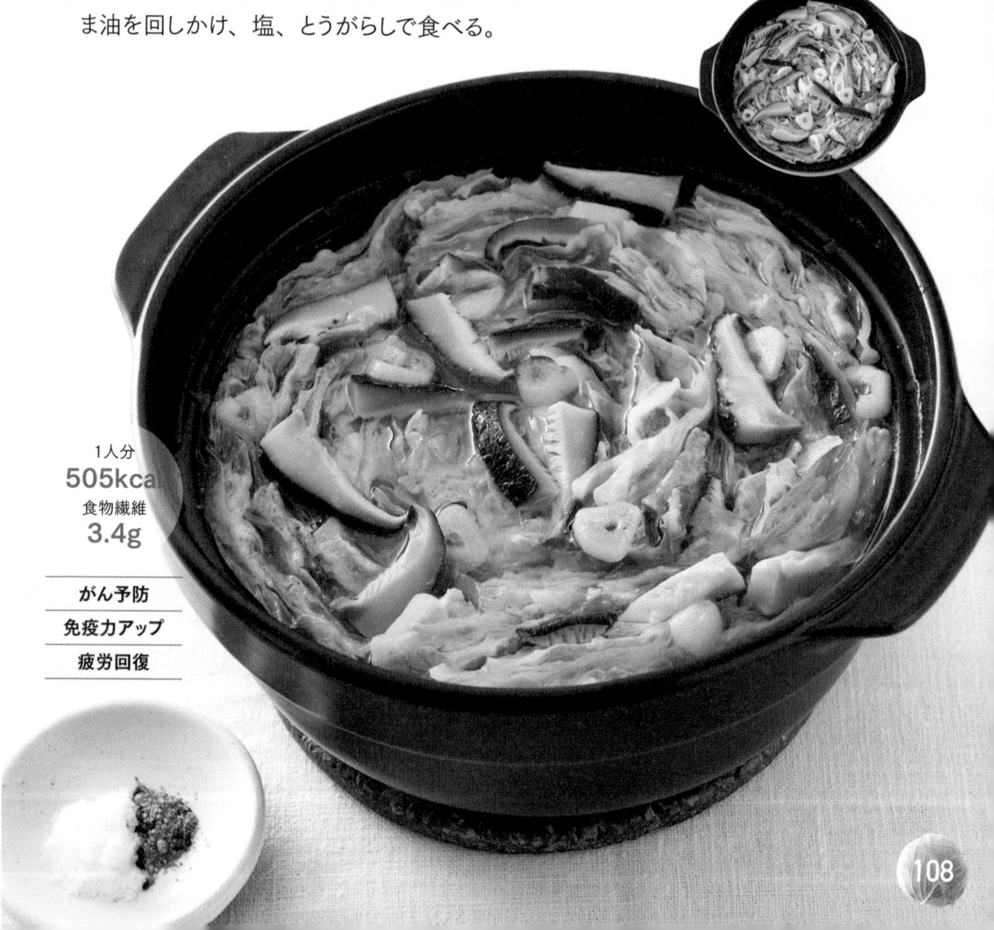

1人分
505kca
食物繊維
3.4g

がん予防
免疫力アップ
疲労回復

せん切りキャベツにかけて糖質オフ。
かつおは血管を丈夫にする青背魚

かつおカレーのキャベツがけ

作り方

1 玉ねぎは1㎝厚さのくし形、にんじんは5㎝長さの棒状に切る。マッシュルームは半分に、いんげんはゆでて半分に切る。にんにくは薄切りにする。

2 フライパンにオリーブ油小さじ2を熱してかつおの両面を焼き、一度取り出す。

3 **2**のフライパンにオリーブ油小さじ1を足し、にんにく、玉ねぎ、にんじん、マッシュルームの順に入れて炒め、水600㎖を加えて煮立ったらアクを除き、15分ほど煮る。

4 カレールーを割り入れて10 ～ 15分煮、**2**のかつおを戻し入れ、いんげんを加えてひと煮する。

5 キャベツはせん切りにして皿に盛り、**4**をかける。

材料（2人分、カレーは5人分）

キャベツ……300g
かつおのたたき（市販品）……200g
玉ねぎ……1個
にんじん……1本
マッシュルーム……6個
いんげん……10本
にんにく……1かけ
オリーブ油……大さじ1
カレールー……1箱（95g）

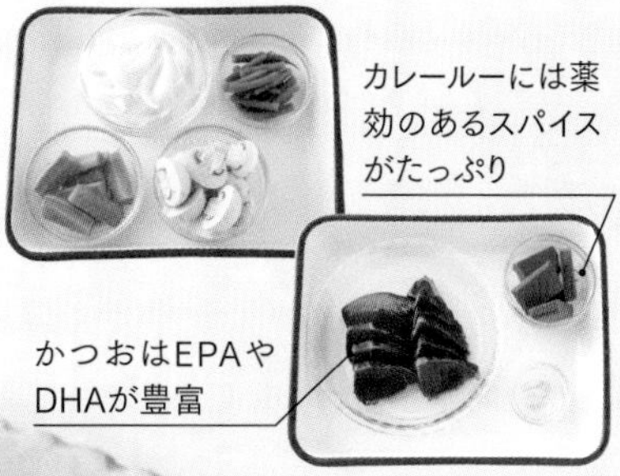
カレールーには薬効のあるスパイスがたっぷり
かつおはEPAやDHAが豊富

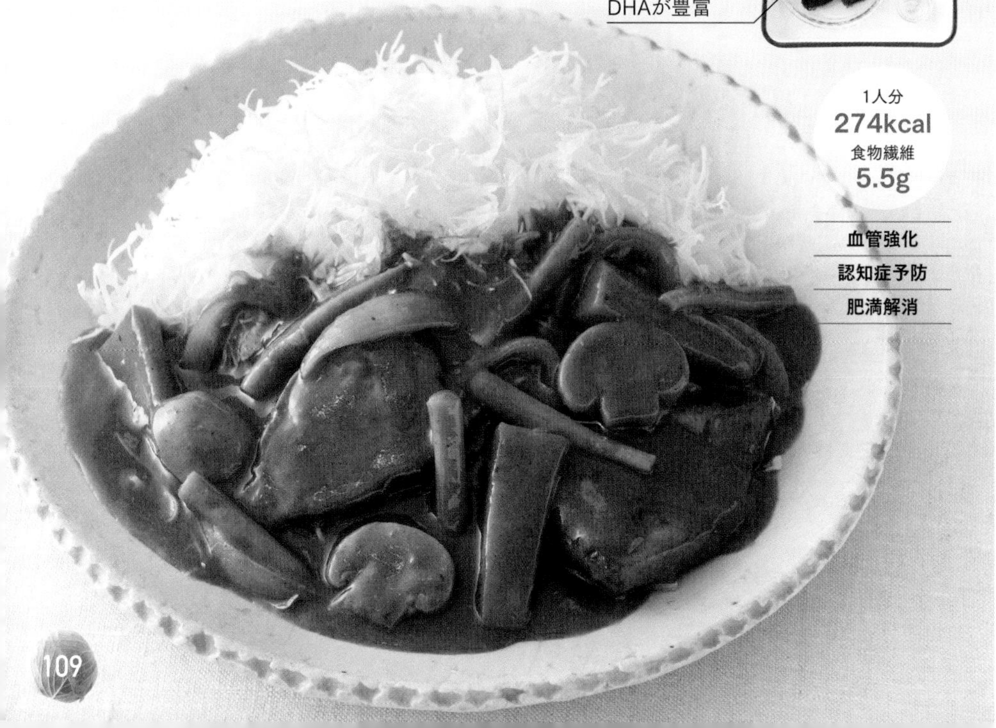

1人分
274kcal
食物繊維
5.5g

血管強化
認知症予防
肥満解消

キャベツが主役のごちそうレシピ。
豆乳とみそで大豆の栄養素をしっかり補充

ごろっとキャベツの豆乳グラタン

■ 作り方

1 キャベツは縦半分のくし形に切り、芯を切り落として耐熱皿にのせる。

2 玉ねぎは薄切り、枝豆は解凍してさやから出す。

3 フライパンにバター大さじ1を溶かして玉ねぎを炒め、バター大さじ2を足して小麦粉を加え、さらに炒める。豆乳を加えてとろみがつくまで混ぜながら加熱し、みそと枝豆を加えて混ぜる。

4 **1**に**3**をかけてチーズを散らし、オーブントースターで20～25分焼く。途中、焼き色がついたらアルミホイルをかぶせて蒸し焼きにする。

■ 材料(2人分)

キャベツ……250g
玉ねぎ……1/4個
冷凍枝豆(さや付き)
……100g(正味1/3カップ)
バター、小麦粉……各大さじ3
豆乳……2カップ
みそ……大さじ1
ピザ用チーズ……50g

豆乳は血中脂質を増やしにくい。イソフラボンやレシチンも!

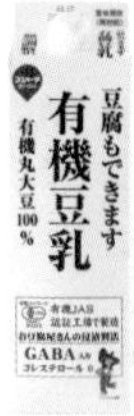

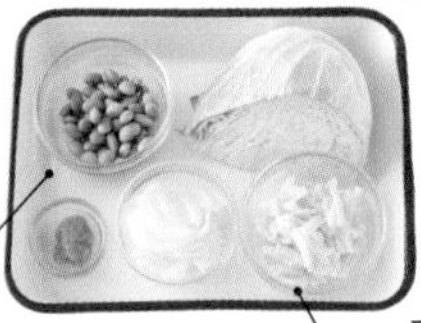

枝豆はイソフラボンが多い

チーズはカルシウムも豊富

1人分
447kcal
食物繊維
5.2g

腸内環境改善
更年期対策
老化防止

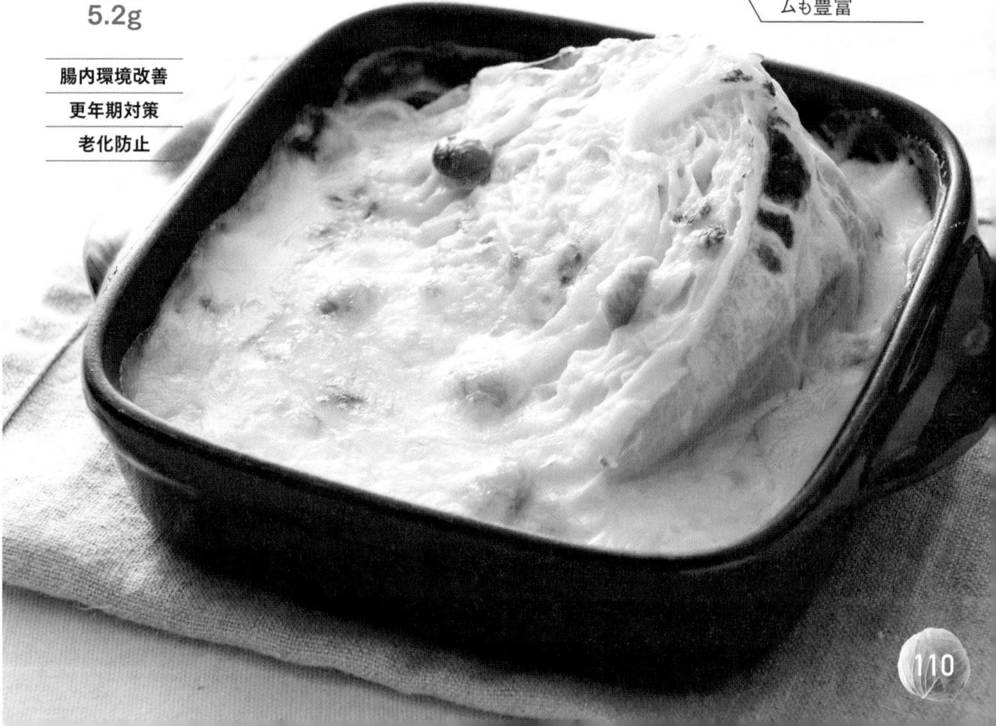

牛肉には老化を防ぐL-カルニチンや鉄が豊富。
トマトのリコピンは熱に強いのが特徴

モリモリキャベツのハッシュドビーフ風

作り方

1. 牛肉は大きければ食べやすく切り、にんにくは薄切り、玉ねぎはくし形に切る。
2. キャベツは4 ～ 5㎝角に切る。
3. フライパンにオリーブ油を熱して**1**を炒め、**2**を加えて炒め合わせる。
4. **A**を加えて10分ほど煮て、塩、こしょうで味をととのえる。

材料（2人分）

キャベツ……200g
牛赤身切り落とし肉……150g
にんにく……1かけ
玉ねぎ……1/4個
オリーブ油……小さじ2
A トマト缶……1缶
　水……1カップ
　洋風スープのもと……1個
　ローリエ……1枚
塩、こしょう……各少量

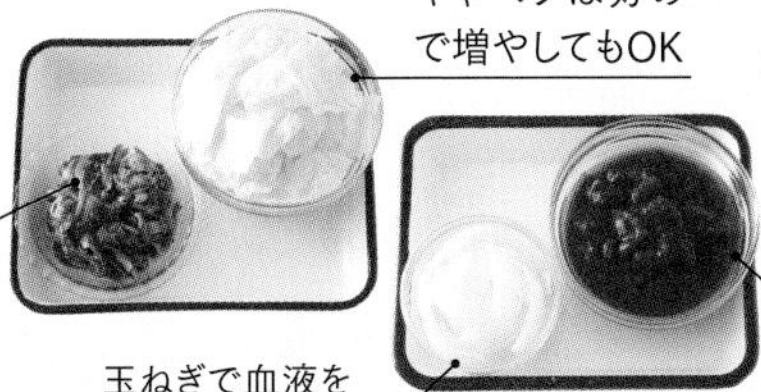
牛肉は赤身のほうが栄養成分が豊富
キャベツは好みで増やしてもOK
トマト缶は1缶で生のトマト3～4個分に！
玉ねぎで血液をサラサラに

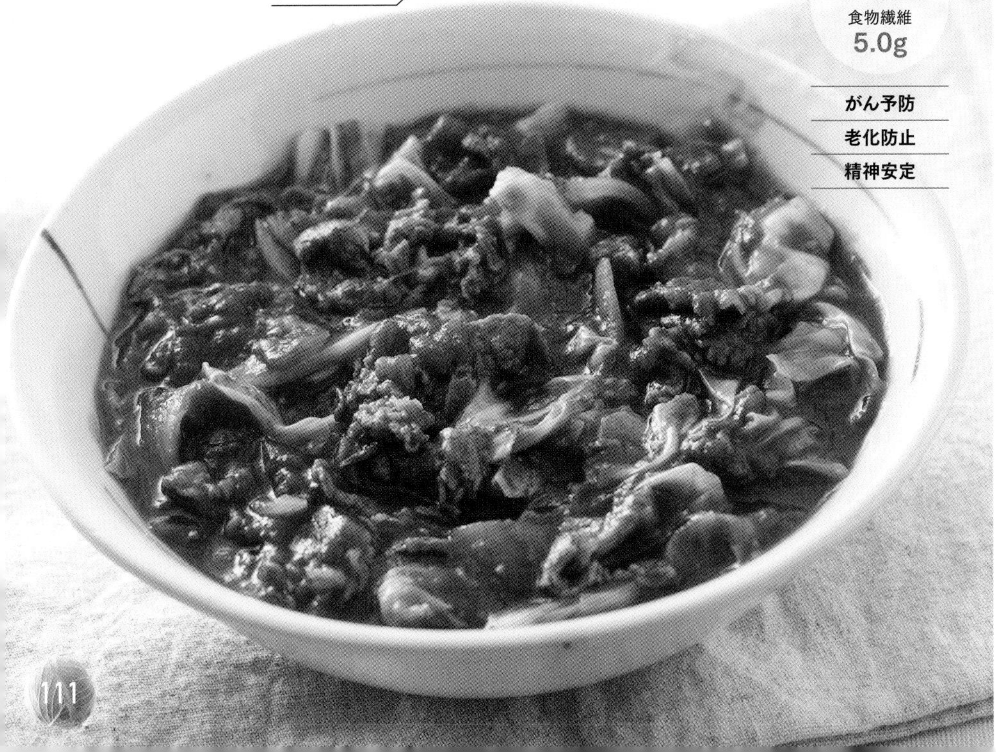

1人分
221kcal
食物繊維
5.0g

がん予防
老化防止
精神安定

Column

乳酸菌豊富な漬け物

各地に漬け物がありますが、その多くは植物性乳酸菌や米麹の麹菌による発酵食品です。身近なものでいえば、ぬか漬けや野沢菜漬けなどが代表的。腸内細菌は生まれ育った土地の常在菌と相性がいいとされ、日本の植物性乳酸菌を使った漬け物は日本人の腸と相性がいいはずです。

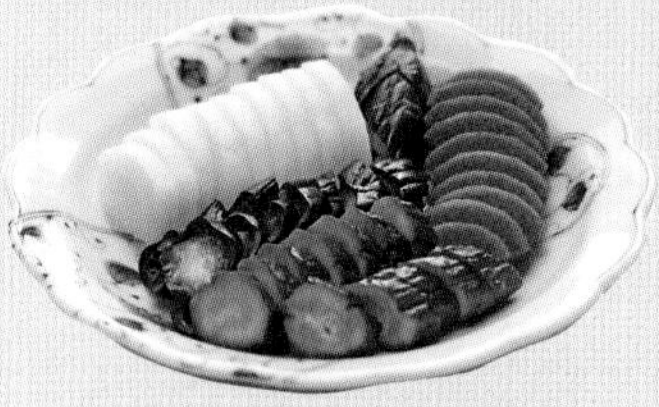

ぬか漬け

米ぬかに水を加えて乳酸発酵させた漬け床に、野菜を漬け込む。ぬか床にすみついた乳酸菌が野菜にしみ込むので短時間でも健康効果が高い漬け物に。干した大根のぬか漬けがたくあん。

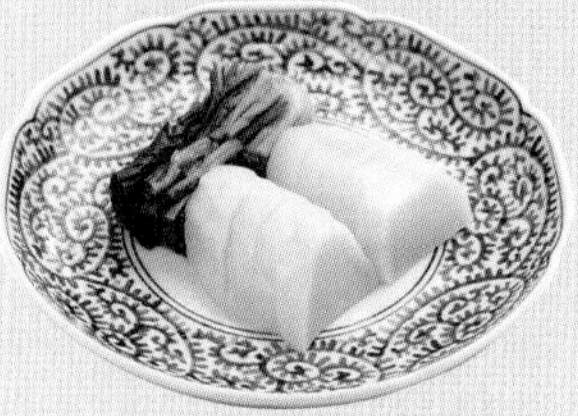

すぐき漬け

京都の上賀茂地方特有のかぶ「すぐき菜」を塩で漬けて乳酸発酵させたのがすぐき漬け。時間をかけて常在菌で発酵させて生まれる味わいのある酸味が特徴。

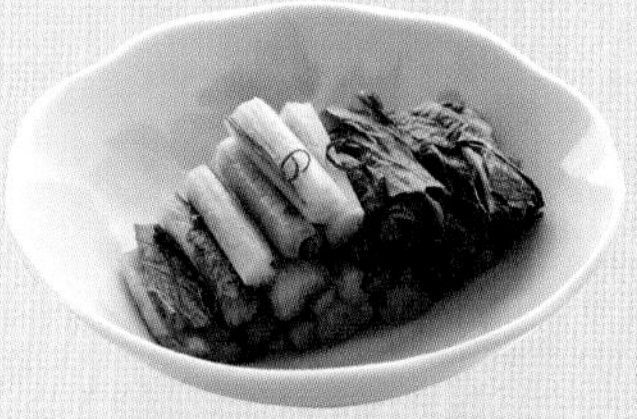

野沢菜漬け

長野県の野沢地方特産の野沢菜を塩漬けにし、乳酸発酵させた漬け物で葉の緑が鮮やかな浅漬け、次第にあめ色になって酸味が強まった古漬けまで味わいはさまざま。

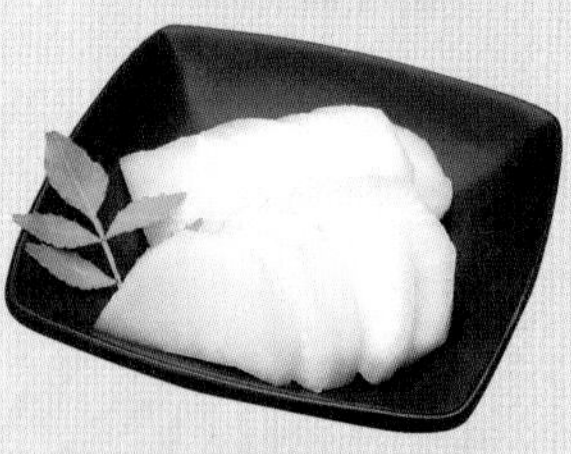

べったら漬け

米麹で作った漬け床に生の大根を漬けた東京の漬け物。発酵した麹菌による甘酒のような甘みが特徴。

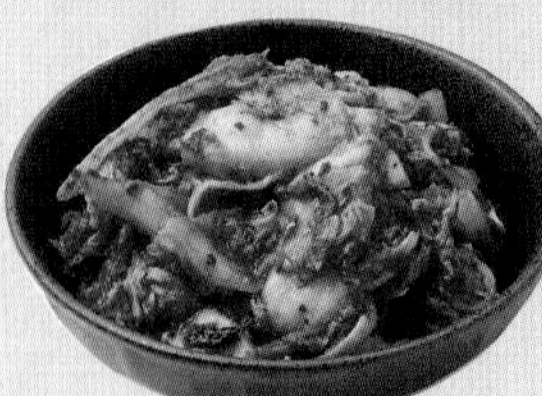

キムチ漬け

朝鮮半島を代表する発酵食品で、日本でもおなじみ。塩、赤とうがらし、にんにく、魚介類の塩辛などと一緒に漬け込み、乳酸発酵によって酸味が生まれ、辛みやうまみが複雑な味わいに。

PART 6

いつものおかずにプラス！

キャベツの汁物＆スープ

和食なら汁物、洋風ならスープと、
食事に汁物が添えられるとそれだけでホッとします。
キャベツはみそ汁や野菜スープに好相性で、
朝食の習慣にすれば朝から体が目覚めるはず。
遅めの夕食にも野菜の汁物なら負担になりません。

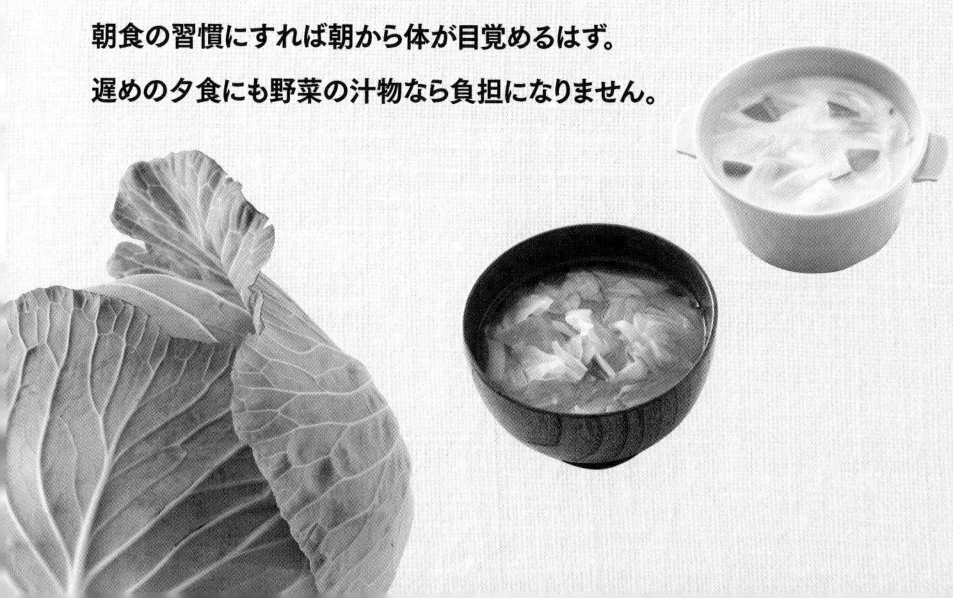

知らずに野菜が食べられる具だくさんみそ汁を
キャベツで作ると甘くてやみつきに

キャベツたっぷり豚汁

■ 作り方

1 キャベツは1cm幅の細切りにする。

2 豚肉は食べやすく切り、大根は5mm厚さのいちょう切り、にんじんは5mm厚さの半月切り、こんにゃくは8mm厚さの短冊切りにする。

3 鍋にごま油を熱して**2**を炒め、**1**を加えて炒め合わせ、だしを加える。

4 煮立ったらアクを除き、5〜6分煮て、みそを溶き入れてひと煮する。

■ 材料（2人分）

キャベツ……100g
豚こま切れ肉……40g
大根……30g
にんじん……10g
こんにゃく……30g
ごま油……小さじ1
だし……2カップ
みそ……大さじ1と1/2

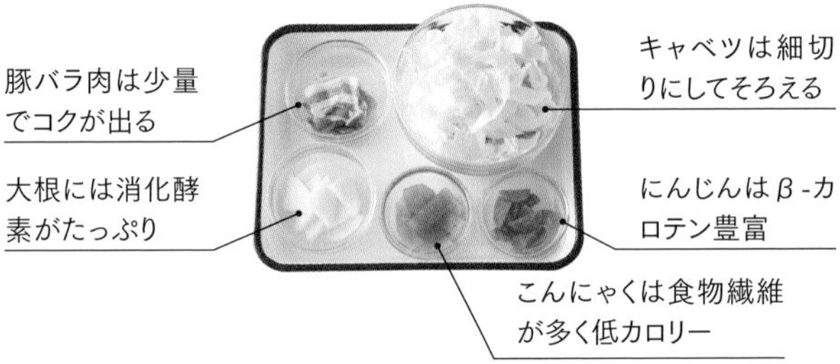
豚バラ肉は少量でコクが出る
大根には消化酵素がたっぷり
キャベツは細切りにしてそろえる
にんじんはβ-カロテン豊富
こんにゃくは食物繊維が多く低カロリー

みそは好みで！

みそは好みのものでOK。
種類によって成分や効果に特色があるので、選ぶときの参考に。

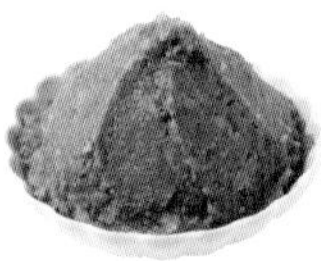

淡色みそ
一般的なみそで成分をバランスよく含む

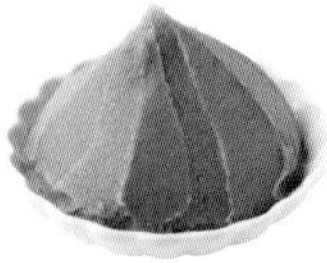

白みそ
ストレス緩和のGABAがたっぷり

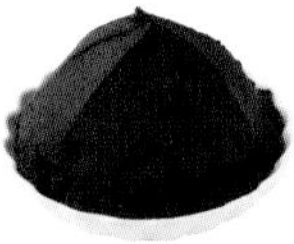

赤みそ
代謝が上がるメラノイジンが豊富

汁物やスープを食事に加えると食べるスピードがゆっくりになり、満腹効果も得られるので◎。キャベツを使って具だくさんに。

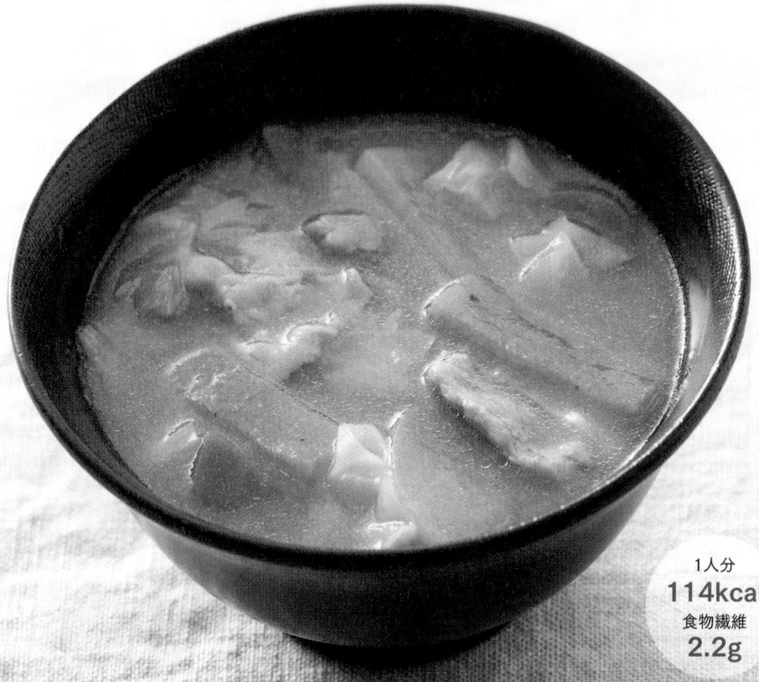

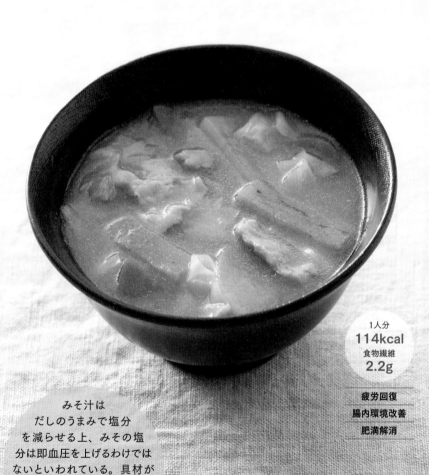

1人分
114kcal
食物繊維
2.2g

疲労回復
腸内環境改善
肥満解消

みそ汁はだしのうまみで塩分を減らせる上、みその塩分は即血圧を上げるわけではないといわれている。具材が豊富ならだしを使わなくてもおいしいので、みそ汁を飲むことを習慣にしたい。

日本の伝統的発酵食の酒粕は体を温めてくれる。
鮭のアスタキサンチンもとれるおすすめ汁物

キャベツと鮭の粕汁

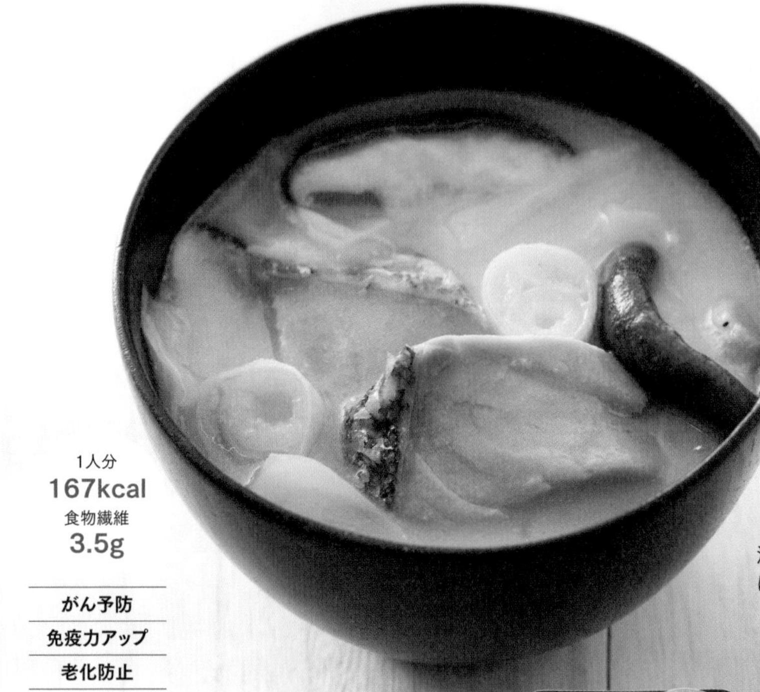

1人分
167kcal
食物繊維
3.5g

がん予防
免疫力アップ
老化防止

酒粕はやわらかいほうが使いやすい

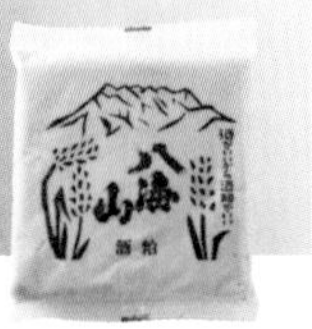

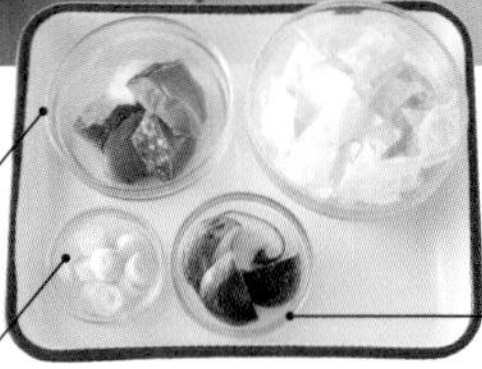

鮭はアスタキサンチンのほか、ビタミンDが多い

長ねぎの硫化アリルには免疫力アップ

しいたけのエリタデニンは血中脂質を減らす

■ 作り方

1 キャベツは3 ～ 4㎝角に切り、しいたけは石づきを取って半分に切り、ねぎは8㎜厚さの小口切りにする。
2 鮭は1切れを4等分のそぎ切りにする。
3 鍋にだしを煮立て、**2**を加えて煮立ったらアクを取って**1**を加え、5 ～ 6分煮る。
4 **A**を煮汁少量で溶きのばして加える。

■ 材料（2人分）

キャベツ……100g
甘塩鮭……1切れ
しいたけ……2枚
長ねぎ……1/4本（緑の部分も）
だし……2カップ
A | 練り酒粕……大さじ1～2
　| みそ……大さじ1

昔ながらの野菜のすまし汁は具だくさん!
キャベツのせん切りが好相性でヘルシー

キャベツの沢煮椀風

1人分
58kcal
食物繊維
1.3g

がん予防
腸内環境改善
肥満解消

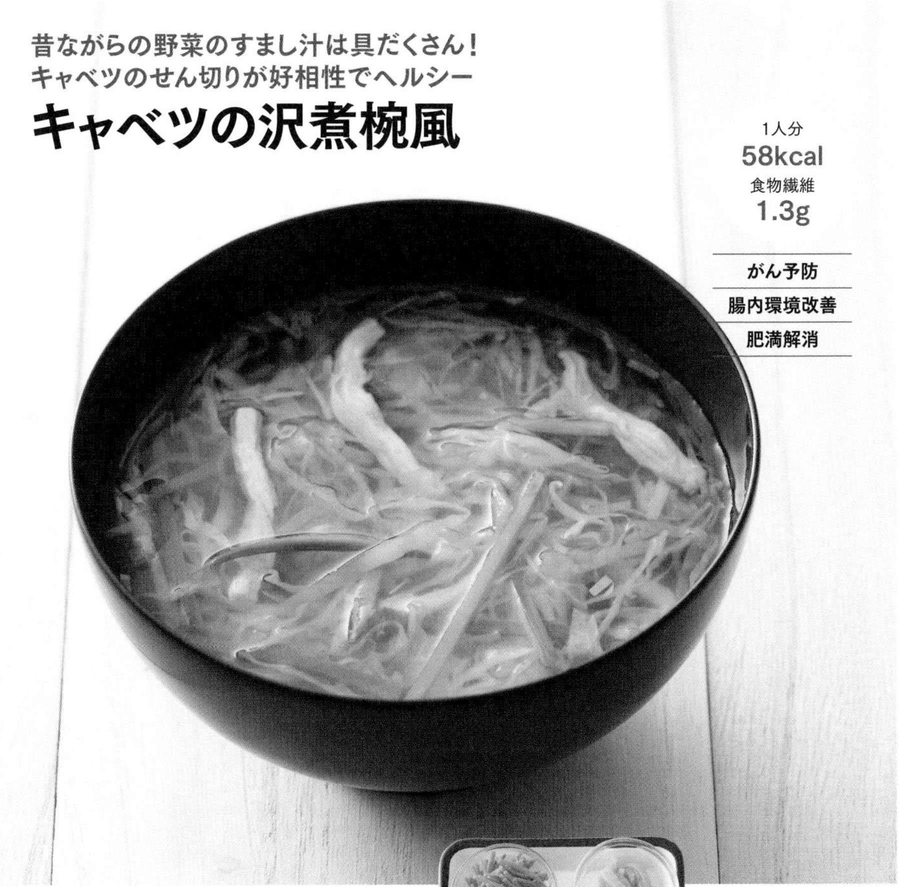

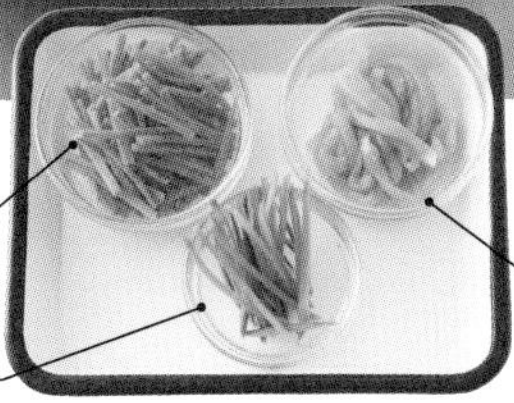
にんじんはβ-カロテンが多く色もきれい
絹さやはビタミン豊富な緑黄色野菜
淡泊な鶏胸肉を片栗粉でなめらかに

作り方

1 キャベツ、にんじんはせん切りにする。絹さやはせん切りにしてさっとゆでる。

2 鶏肉は薄切りにしてから細切りにし、片栗粉をまぶす。

3 鍋にだし、にんじんを入れて火にかけ、沸騰したら**2**を加え、4～5分煮たらキャベツ、絹さやを加えて煮て、**A**で味をととのえる。

材料(2人分)

キャベツ……100g
鶏胸肉……1/4枚(50g)
片栗粉……少量
にんじん……30g
絹さや……3枚
だし……2カップ
A しょうゆ……小さじ1
　塩……小さじ1/2

根菜や豆類など食物繊維が多い食材と
トマトたっぷりのバランスおかずスープ

キャベツたっぷりミネストローネ

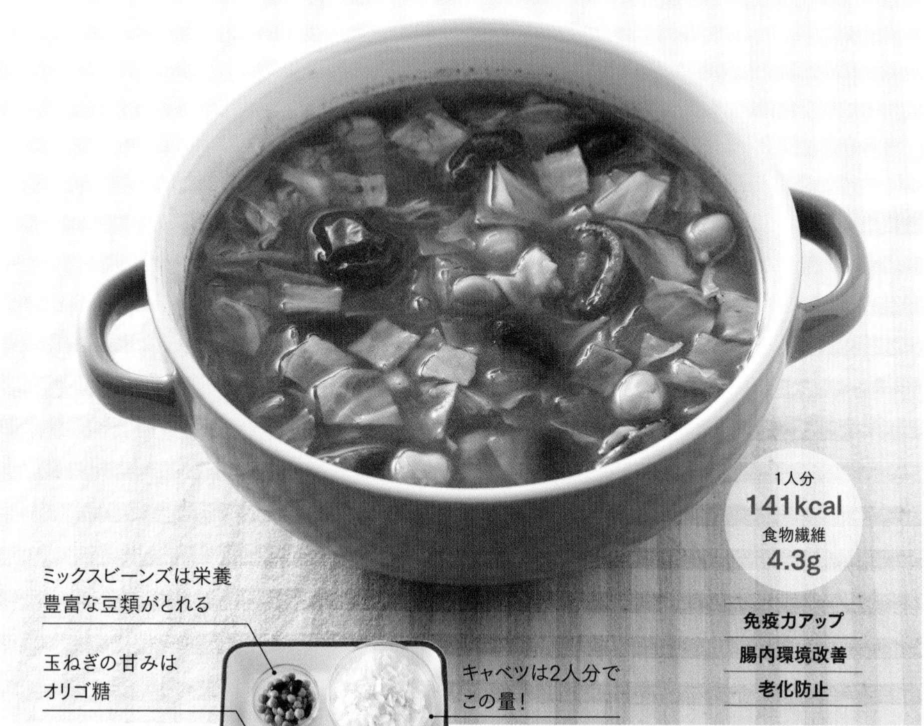

1人分
141kcal
食物繊維
4.3g

免疫力アップ
腸内環境改善
老化防止

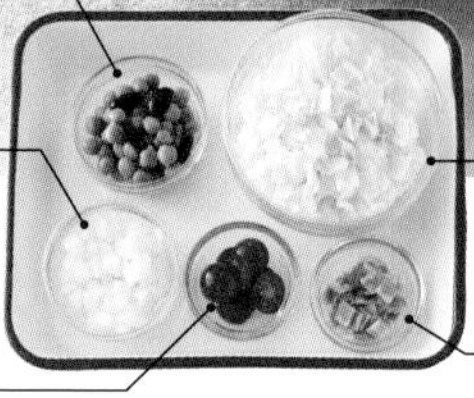

ミックスビーンズは栄養豊富な豆類がとれる

玉ねぎの甘みはオリゴ糖

ミニトマトは通常のトマトよりリコピンが多い

キャベツは2人分でこの量！

ベーコンのうまみが減塩に

■ 作り方

1 キャベツ、ベーコン、玉ねぎはそれぞれ1㎝角に切る。

2 ミニトマトはへたを取って半分に切る。

3 鍋に**A**を煮立てて**1**を加えて5～6分煮、ミックスビーンズ、**2**を加えて**B**で味をととのえる。

■ 材料（2人分）

キャベツ……100g
ベーコン……1枚
玉ねぎ……1/8個
ミックスビーンズ水煮……1/2カップ
ミニトマト……4個
A | 水……2カップ
　| 洋風スープのもと……1個
B | トマトケチャップ……大さじ2
　| 塩、こしょう……各少量

抗酸化作用のあるサポニンが豊富な豆乳で
キャベツと野菜がまとめてとれる

キャベツの豆乳クリームスープ

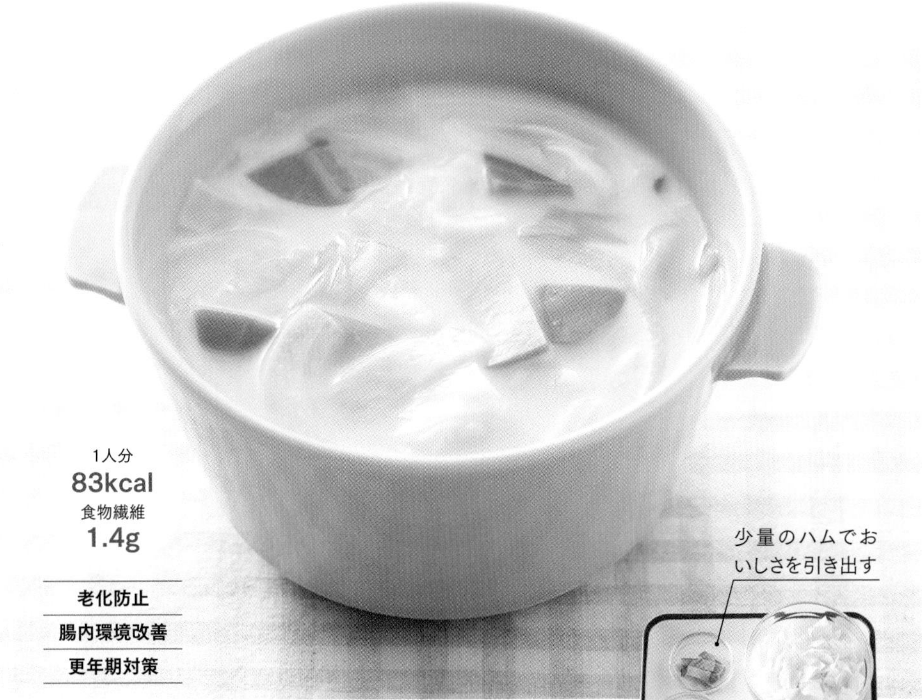

1人分
83kcal
食物繊維
1.4g

老化防止
腸内環境改善
更年期対策

少量のハムでおいしさを引き出す

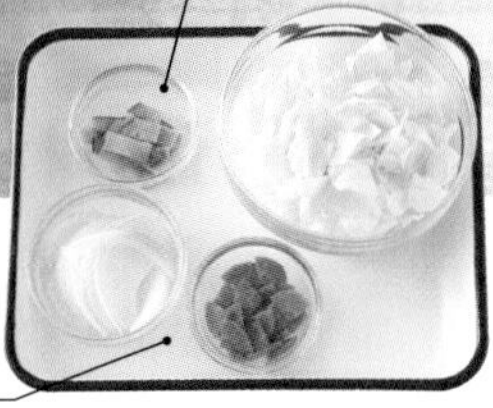

スープに欠かせない野菜でオリゴ糖とβ-カロテンを

■ 作り方

1 キャベツは2㎝角に切り、ハムは1㎝幅に切る。
2 玉ねぎは薄切り、にんじんはいちょう切りにする。
3 鍋に水1と1/2カップ、スープのもとを入れて煮立て、**2**を加え、5～6分煮たら**1**も加え、豆乳を加えて沸騰しない程度に温め、塩、こしょうで味をととのえる。

■ 材料(2人分)

キャベツ……100g
ハム……2枚
玉ねぎ……1/4個
にんじん……20g
豆乳……1/2カップ
洋風スープのもと……1個
塩、こしょう……各少量

キャベツのみそ汁4種

毎日の食事に欠かせないみそ汁の具をキャベツにすることで習慣的にキャベツが食べられる。
シンプルな基本に加え、プラスアルファの素材で飽きずに食べるのがポイント！

基本のキャベツみそ汁

■ 材料（2人分）

キャベツ……150g
だし……2カップ
みそ……大さじ1と1/2

■ 作り方

1 キャベツは3～4cm角に切る。
2 鍋にだしを煮立て、**1**を加えて5～6分煮、みそを溶き入れてひと煮する。

1人分
49kcal
食物繊維
2.0g

免疫力アップ
腸内環境改善
肥満解消

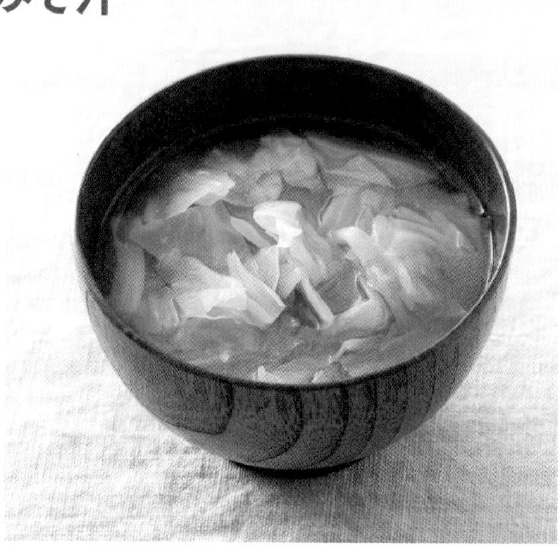

キャベツとアボカドのみそ汁

アボカドは
ビタミンEが豊富！

■ 材料（2人分）

キャベツ……100g
アボカド……1/2個
だし……2カップ
みそ……大さじ1と1/2

■ 作り方

1 キャベツは2cm角に切り、アボカドは皮をむいて種を除き1cmの厚さのいちょう切りにする。
2 基本のみそ汁同様に仕上げる。

1人分
118kcal
食物繊維
3.7g

腸内環境改善
免疫力アップ
老化防止

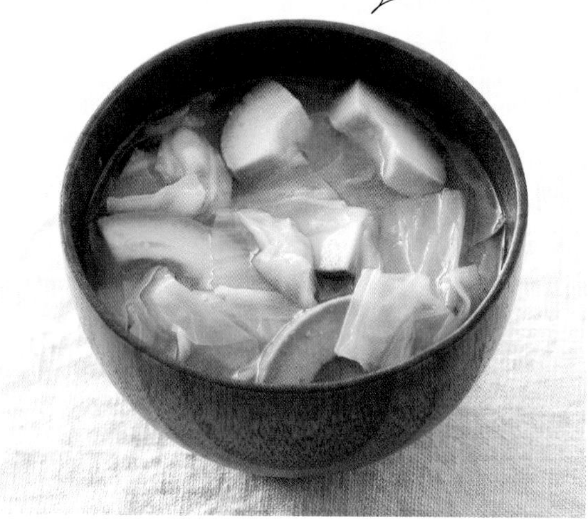

キャベツとアスパラのみそ汁

アスパラガスのアスパラギン酸は、
ミネラルを効率よく吸収

■ 材料（2人分）

キャベツ……100g
グリーンアスパラガス……2本
だし……2カップ
みそ……大さじ1と1/2

■ 作り方

1 キャベツは1cm幅に切り、アスパラガスはかたい部分の皮をむき5～6cm長さに切る。
2 基本のみそ汁同様に仕上げる。

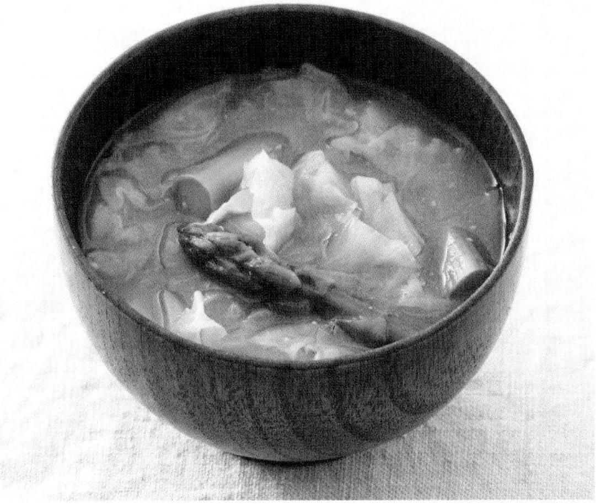

1人分
49kcal
食物繊維
1.9g

腸内環境改善
血管強化
免疫力アップ

キャベツ担々みそ汁

ごまのゴマリグナンと
とうがらしのカプサイシン効果を

■ 材料（2人分）

キャベツ……100g
豚ひき肉……80g
長ねぎ……5cm
しょうが……1かけ
ごま油……小さじ1
だし……2カップ
みそ……大さじ1と1/2
ねり白ごま……大さじ1
ラー油……少量

■ 作り方

1 キャベツは5mm幅に切る。
2 ねぎ、しょうがはみじん切りにする。
3 フライパンにごま油を熱し、**2**、ひき肉、キャベツの順に加えて炒め、だしを加えて煮る。
4 みそを溶き入れ、ねりごまは汁で溶いて加え、器に盛ってラー油を回し入れる。

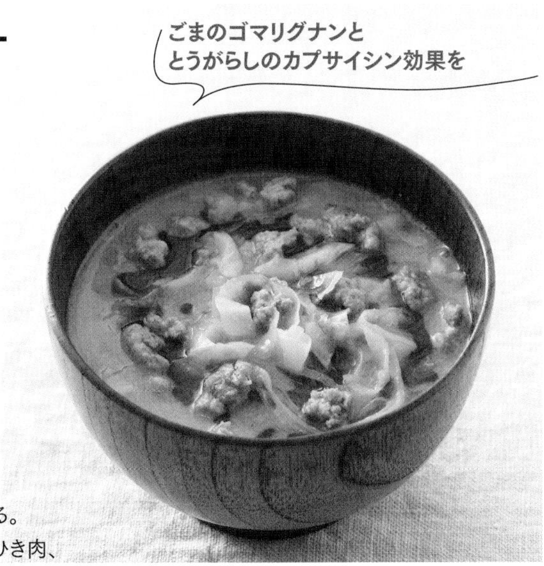

1人分
209kcal
食物繊維
2.7g

がん予防
免疫力アップ
肥満解消

無限キャベツ Q&A

「毎日キャベツ生活」を
始めたい人の素朴な疑問に、
実体験からキャベツをすすめる著者が
なんでも答えます。

Q キャベツははがして使うのと切って使うのと、どちらがいい？

A 目的に合わせてはがしても切ってもどちらでもいい

まるごと1個購入したときのキャベツの使い方は目的に合わせて自由に。ロールキャベツのように葉を1枚まるごと使いたいときには、外側からはがして使います。はがして使うと最初に緑色の濃い部分が、使っていくうちに白っぽい中心部なります。かたまりのまません切りキャベツにしたい場合は半分や1/4にカットしてから使い、切り口が乾燥しないようにラップをかけてポリ袋などに入れ、冷蔵庫の野菜室で保存を。

Q キャベツの選び方のポイントはなんですか？

A 旬の新鮮なものを選ぶのが基本。切り口がみずみずしいものを

キャベツは季節によってさまざまな種類のものが出回ります。冬のキャベツは巻きが強くてずっしりと重く、甘みが強いのが特徴。春キャベツは巻きがゆるくて葉質がやわらかく、サラダや生食に合います。基本的には旬のキャベツで、新鮮なものを選びましょう。一番わかりやすいのは茎の切り口がみずみずしく、きれいな円であること。切り口が乾燥しているのは収穫後時間がたっています。また、茎の太さが500円玉大がおいしさの基準。

Q キャベツは洗わなくていいの？ 洗う場合はどうやって？

A キャベツは中心から育つので、農薬や土がついているのは外側だけ

キャベツは中心が肥大して成長していくので、土や雨水、農薬などに触れるのは外側だけ。このため、外葉をはがせば洗わずに食べてもＯＫという人もいます。しかし、青虫などは内部に食べ進んでいることも。基本的には洗うのがおすすめです。葉をはがして水洗いし、水気を拭いて切るのが理想。こうすることで断面から栄養素が逃げません。まるごとをせん切りにしたいときは、切ったらすぐにさっと水で洗い、水気をきって栄養素の流出を最小限に抑えましょう。

Q どのくらい食べるといい？ 食べすぎると害がありますか？

A 好きなだけ食べても大丈夫。いっぱい食べてください

キャベツはとりすぎると困る栄養素は一切含まれていません。好きなだけ食べても大丈夫。むしろたっぷり食べることをおすすめします。ただし、キャベツだけ食べて他の食材をとらないなど、偏った食事はダメ！　キャベツだけダイエットなどは一時的に体重が減ることはあっても栄養バランスが悪く、体調をくずしたり、リバウンドする可能性大。キャベツをたっぷり食べて、その分ご飯やパンを減らし、肉や魚など他の食材もバランスよく食べるのが理想です。

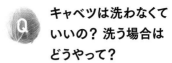

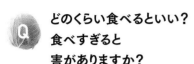

無限キャベツ Q&A

Q キャベツはいつ食べると効果的ですか？

A 朝食でも、昼食や夕食でもOK。食事の最初に食べるのがおすすめ

3食いつ食べても構いません。一度にたくさん食べられないなら、朝は汁物、昼はサラダ、夜は炒め物のように、毎食少しずつ食べるのもいい方法です。ひとつ心がけたいのは、食事の最初にたっぷり食べること。低カロリーのキャベツで満腹感が得られてご飯などの糖質の食べすぎを防げるからです。また、食物繊維を最初に食べると、腸内で糖の吸収をゆるやかにするのも理由のひとつ。サラダやあえ物を最初に食べるのはいい方法。どんな献立でもまずキャベツ料理から手をつけて。

Q 組み合わせるといい食材はなんですか？

A 肉や魚などのたんぱく質、緑黄色野菜、相乗効果のある発酵食品を

栄養バランスからも肉や魚、豆腐などのたんぱく質を一緒に食べるのがおすすめです。適量の植物油で脂質も補うといいでしょう。生食するならぜひアマニ油やえごま油などのオメガ3系脂肪酸をひとかけして。オリーブ油もおすすめ。キャベツは食物繊維やオリゴ糖などは豊富ですが、淡色野菜なので色素成分が不足がち。ポリフェノールやカロテノイドといったフィトケミカルが豊富な緑黄色野菜を同時にとりましょう。ブロッコリーやトマトなどはおすすめ。

Q 食べかたで気をつけたほうがいいことはありますか？

A しっかりかんで食べることで吸収がよくなり、満足感も上がる

無限キャベツや加熱調理したキャベツは食べやすいけれど、加熱してもよくかんで食べることで一層健康効果が上がります。キャベツの組織をしっかり噛み砕いて消化しやすくすると、有効成分を吸収しやすくなります。また、唾液に含まれる酵素が活性酸素を減らし、腸内環境を整える効果もあります。かむことは脳の活性化にも繋がり、早食いによって満腹感を感じる前に大量に食べてしまうという弊害も減らせます。

Q キャベツ以外に健康に役立つおすすめ食材はありますか？

A 漬け物やヨーグルト、みそなどの発酵食品や腸内細菌のエサになるオリゴ糖をとる

病気の原因になるのが腸内細菌のアンバランスです。腸内環境を整えるためには、乳酸菌やビフィズス菌などを含むヨーグルトや、ぬか漬け、みそ、酢といった発酵食品を毎日の食事でとりましょう。同時に腸内にすんでいる菌のエサになる食物繊維やオリゴ糖をしっかりとります。食物繊維は水溶性と不溶性をバランスよく。海藻やきのこがおすすめです。オリゴ糖は玉ねぎや大豆、ごぼう、アスパラガスなどに多く含まれます。

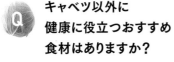

無理なくおいしく飽きずに続く！身近なキャベツで健康長寿をめざしてください！

日本人の寿命がまもなく100歳に届くだろうといわれ、いまや健康は私たちの一番の関心事になりました。血糖値や血圧、肥満が気になるミドル世代から、心筋梗塞や脳梗塞といった突然の大病、認知症や寝たきりなど、歳を重ねるほどに悩みは増える一方です。

それとともに、テレビや雑誌、ネットでは健康情報があふれかえっています。でも、健康のために食べたいものを我慢し、食の楽しみを放棄するのでは、本末転倒ですね。

私は自分の糖尿病体験で、厳しいカロリー制限食を続けた経験があり、管理された食生活の味気なさを体験しています。それでも糖尿病は改善せず、結局、考え抜いて、食前にキャベツをたっぷり食べることで健康を取り戻しました。

そこで気づいたのは、人は歳を重ねていくと、エネルギー代謝の仕組みが変わり、糖質を控えめにする必要があること、脳も血管も含め、全身の健康は腸が握っていること、腸内環境を整えることが急務であることでした。そこで、我慢をせずに主食の量を減らせて、食物繊維が豊富で免疫力を高める機能性成分を含むキャベツはイチオシの食材だと再認識したのです。

健康維持に一番大切なのは長く続けることです。そのためには、病気を防ぐメカニズムを知って納得することと、おいしく食べることです。よいとわかっていても、飽きて挫折してしまっては意味がありませんね。

本書では、生活習慣病を防ぐためのメカニズムと、私がイチオシのキャベツが、おいしくて止まらなくなる「無限キャベツ健康レシピ」をバリエーション豊富に55種も紹介しています！　アレンジも自在。効果をプラスする食材も解説しています。一年中手に入る身近なキャベツで一生元気に暮らしてくださることを心から願っています。

藤田紘一郎

著者

東京医科歯科大学名誉教授

藤田紘一郎（ふじた こういちろう）

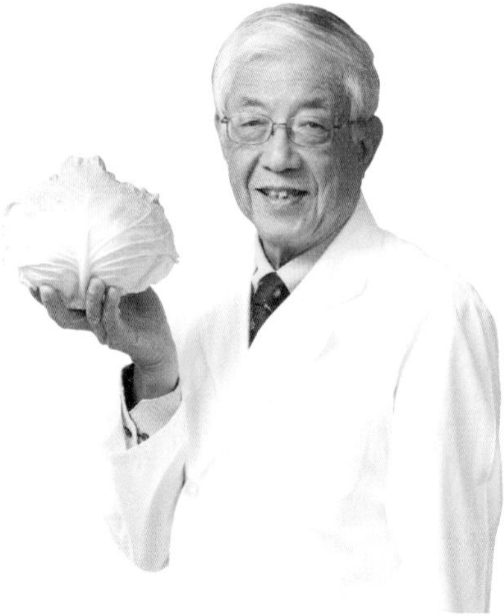

1939年生まれ。東京医科歯科大学医学部卒業。東京大学大学院医学系研究科博士課程修了。医学博士。テキサス大学留学後、金沢医科大学教授、長崎大学教授、東京医科歯科大学大学院教授を経て現職。寄生虫学と感染免疫学が専門。寄生虫体内のアレルゲン発見で小泉賞受賞。腸の専門家としても著名。著書は『体がよみがえる「長寿食」』（三笠書房《知的生きかた文庫》）、『病気の9割は免疫力で防げる』（椎出版社）『40歳からの「腸内フローラダイエット」新ルール』（秀和システム）、『名医が教える世界一の「長寿食」』（宝島社）ほか数十冊にもおよぶ。

STAFF

料理　吉田瑞子
装丁・本文デザイン　今井悦子（MET）
撮影　千葉 充（料理、著者）
栄養計算　杉山みな子
本文DTP　山本秀一、山本深雪（G-clef）
編集　韮澤恵理

自力で糖尿病&高血圧を撃退!
やせる無限キャベツ健康レシピ

2020年1月25日　第1刷発行
2021年6月28日　第5刷発行

著者　藤田紘一郎
発行人　蓮見清一
発行所　株式会社宝島社
〒102-8388
東京都千代田区一番町25番地
営業　☎03-3234-4621
編集　☎03-3239-0928
https://tkj.jp
印刷・製本　サンケイ総合印刷株式会社

ISBN978-4-299-00120-7